Problèmes de sommeil
Nouvelles solutions naturelles

Avertissement

L'équipe de rédaction des Éditions Cardinal est composée de journalistes et d'auteurs soucieux de fournir aux lecteurs les informations les plus récentes et les plus éclairées en matière de santé. Tous s'appuient sur des données validées par les groupes de recherche et les spécialistes les plus respectés. Toutefois, ces informations ne sauraient remplacer le médecin lorsqu'il s'agit de poser un diagnostic, de donner un avis médical ou de prescrire un traitement à un patient. C'est la raison pour laquelle l'éditeur décline toute responsabilité dans l'usage que pourraient faire les lecteurs des produits et conseils mentionnés. La personne qui suivra les recommandations de cet ouvrage le fera sous sa seule responsabilité.

France Morin

Problèmes de sommeil
Nouvelles solutions naturelles

Les Éditions
Cardinal

France Morin

Problèmes de sommeil
Nouvelles solutions naturelles

Conception de la couverture : Luc Sauvé
Illustration de la couverture : Ninon Pelletier
Conception graphique : Luc Sauvé
Mise en page : Isabelle Robichaud
Révision : Denis Poulet

ISBN : 2-920943-15-4

Dépôt légal – Bibliothèque Nationale du Québec, 2005
Bibliothèque Nationale du Canada, 2005

Les Éditions Cardinal
10 - 38 Place du Commerce
C.P. 538
Île-des-Sœurs, QC
H3E 1T8

Imprimé au Canada

Introduction

LE PRIX DU SOMMEIL

Nous dormons le tiers de notre existence. Cela signifie qu'à l'âge de 60 ans, nous aurons passé 20 ans à dormir. C'est dire l'importance que nous devrions accorder au sommeil. Car pendant que nous dormons, notre mémoire se consolide et notre subconscient travaille à régler certains de nos problèmes. Des données récentes apportent la preuve que plusieurs fonctions organiques ont une activité encore plus grande la nuit que le jour, ce qui expliquerait que le sommeil tienne un rôle aussi crucial tout au long de notre vie.

Toutefois, il semble que nous entretenions une relation ambiguë avec le sommeil. D'un côté, nous le sous-estimons, allant même jusqu'à le considérer comme une perte de temps, de l'autre, nous protestons lorsqu'il nous fait faux bond et qu'il nous laisse au matin les traits tirés, le pas lourd et l'humeur maussade. Pas étonnant qu'il se fasse si rare parfois ou que nous ayons tant de mal à le trouver ! Selon des statistiques récentes, l'insomnie chronique frapperait entre 9 % et 15 % de la population en Amérique du Nord, alors que 15 % à 20 % des gens éprouveraient à l'occasion des difficultés à trouver le sommeil.

Les femmes seraient plus nombreuses que les hommes à souffrir d'insomnie, sans doute parce que, plus que les hommes, elles sont anxieuses, tendues ou stressées souvent ou très souvent dans leur vie quotidienne. Le manque de sommeil est à l'origine de nombreux maux : obésité, augmentation des risques de contracter diverses maladies, accélération du processus de vieillissement. De même, des personnes aux prises avec certains problèmes de santé ont du mal à profiter d'un sommeil réparateur. Par exemple, 80 % des Canadiens qui souffrent de maux d'estomac éprouvent de graves problèmes de sommeil. De plus, sachant que les difficultés liées au sommeil, endormissement ou insomnie, s'accroissent avec l'âge, il est probable que les insomniaques seront de plus en plus nombreux dans les années qui viennent.

Dans l'espoir de bien dormir, nos voisins du sud dépensent annuellement 400 millions de dollars pour des médicaments prescrits et 90 millions pour des médicaments en vente libre. De plus, ils paient à divers spécialistes de la médecine près de 500 millions, 70 millions à des psychologues, 40 millions à des travailleurs sociaux et 10 millions à des spécialistes du sommeil.

Bien que les problèmes d'insomnie apparaissent aussi aigus chez nous, nous serions moins nombreux à consulter. Selon des spécialistes du sommeil, moins de 15 % des insomniaques chroniques auraient été traités et à peine 5 % des personnes souffrant de problèmes de sommeil ont déjà consulté un médecin à ce sujet. La majorité des insomniaques préfèrent se soigner eux-mêmes, ont-ils constaté. Aurions-nous peu de confiance en l'efficacité des médicaments prescrits par les médecins ? Pourtant le Québec est la province où l'on retrouve le pourcentage le plus élevé de consommateurs de somnifères (13,5 %).

Toutefois, si l'usage de somnifères apparaît pour plusieurs comme un moyen facile de trouver le sommeil, on devrait les employer avec prudence. Car même ceux qui les prescrivent le reconnaissent, ces médicaments peuvent entraîner bon nombre de problèmes de santé en plus de causer de la dépendance.

D'autres moyens existent pourtant, plus naturels et moins dommageables pour la santé, dont plusieurs ont le mérite de s'attaquer aux causes qui perturbent nos nuits. Ce livre vous propose de les découvrir. Il présente d'abord les ennemis du sommeil, examine ensuite les moyens dont dispose la médecine officielle pour les résoudre, puis expose des techniques et des méthodes naturelles éprouvées.

Chapitre 1

Les ennemis du sommeil

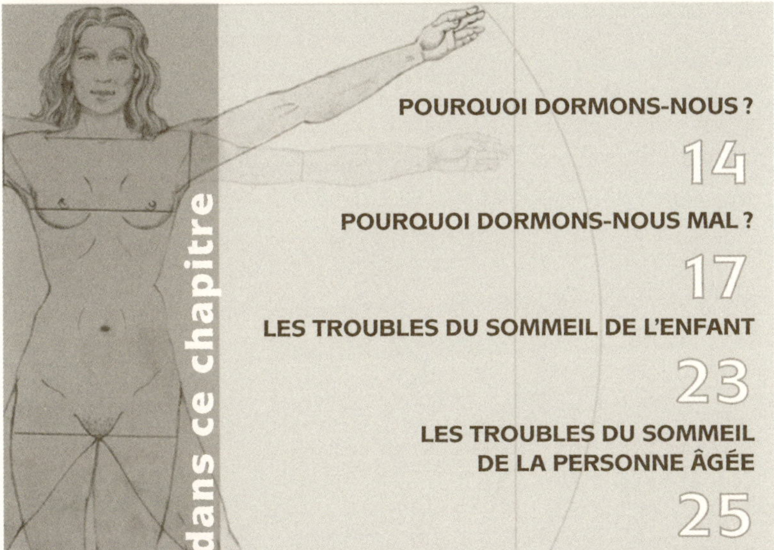

dans ce chapitre

Il n'est pas de douleur
que le sommeil ne sache vaincre.
BALZAC

Pendant longtemps, le sommeil fut considéré par les Anciens comme un mystère qu'ils associaient à la mort. Aux yeux des Grecs, pour Homère comme pour bon nombre de ses contemporains, Hypnos, dieu du sommeil, était frère de Thanatos, dieu de la mort. En revanche, le philosophe Aristote s'en était fait une idée plus réaliste, à tout le moins plus proche de celle que nous avons adoptée aujourd'hui; selon lui, le sommeil servait à maintenir l'être en vie.

Cette conception sans doute moins poétique s'accorde avec les fonctions réparatrices que les chercheurs du XXe siècle ont tous reconnues au sommeil : sans lui, nous ne pourrions nous maintenir en vie. Certains lui attribuent même une importance plus grande que la nourriture. Un homme en bonne santé peut se priver de manger, sous suivi médical, pendant plusieurs semaines, mais il ne saurait se passer de dormir plus de onze jours sans éprouver toutes sortes de problèmes : hallucinations, confusion, troubles de vision ou problèmes d'orientation. Les animaux de laboratoire qu'on prive de sommeil attrapent des infections, perdent leurs poils et déclinent rapidement. Ou ils vieillissent plus rapidement que les autres, ou leur système immunitaire dérape.

Le cycle veille-sommeil régule en fait de nombreux cycles hormonaux. Quand on dort mal, c'est tout l'organisme qui se dérègle. Les souffrances dues à la privation de sommeil ont d'ailleurs inspiré des tortionnaires qui en ont fait un supplice en temps de guerre.

POURQUOI DORMONS-NOUS ?

Les effets réparateurs du sommeil

L'œuvre réparatrice du sommeil est immense et agit aussi bien sur le corps que sur l'esprit.

Pour la majorité d'entre nous, ce n'est que lorsque le sommeil vient à manquer que nous en constatons la nécessité. Lequel d'entre nous, après une nuit blanche, ne s'est pas senti courbaturé ou irritable et peu enclin à se mettre au travail ? Qui n'a pas souhaité ardemment retrouver son lit après quelques nuits trop courtes ou un voyage outre-mer ? Et qui n'a pas guéri un rhume, une fatigue due à un épisode d'activités trop intenses ou de surmenage en dormant dix ou douze heures d'affilée ?

C'est pendant le sommeil que les résidus cellulaires sont éliminés et que le cerveau se débarrasse des substances toxiques qu'il produit. De plus, il semble que le sommeil joue un rôle positif dans la mémorisation et l'assimilation des connaissances. Des études ont montré que lorsque l'on fait apprendre des mots à un groupe d'individus le matin, puis qu'on donne les mêmes mots à mémoriser à un autre groupe juste avant de dormir, c'est ce dernier groupe qui s'en souvient le mieux le lendemain. Par ailleurs, les rêves jouent un rôle curatif à l'égard des situations stressantes que le cerveau a emmagasinées. Des chercheurs affirment que lorsqu'on empêche un homme de rêver, il tombe malade.

L'œuvre réparatrice du sommeil est immense et agit aussi bien sur le corps que sur l'esprit. Non seulement le sommeil apaise les désirs, calme les ardeurs, dilue la colère et vient à bout de dépressions, mais il endort la douleur et, à long terme, soulage toutes sortes de maux sans presque laisser de trace. Les animaux le savent, eux qui se réfugient dans le sommeil pour se guérir de leurs blessures, ou pour fuir les rigueurs du climat et traverser l'hiver sans le voir. Mais que se passe-t-il donc durant la nuit pour que le sommeil produise des effets aussi bienfaisants ?

Les stades du sommeil

> Une nuit de sommeil se compose de plusieurs cycles qui se succèdent à intervalles irréguliers.

Pendant le sommeil, les fonctions organiques sont au repos, la tension artérielle et la température du corps baissent, le rythme cardiaque diminue, les activités respiratoires et digestives ralentissent, c'est tout le rythme de l'organisme qui se modifie.

Une nuit de sommeil se compose de plusieurs cycles d'une durée approximative de 90 minutes qui se succèdent à intervalles irréguliers. La nuitée est ainsi divisée en séquences d'à peu près une heure et demie chacune, séquences elles-mêmes subdivisées en cinq stades.

Le premier stade, le sommeil léger, survient peu de temps après que le dormeur s'est mis au lit. Son cerveau sécrète alors une hormone, la sérotonine, qui provoque des bâillements et entraîne la somnolence. On observe sur le dormeur de petits tressautements musculaires. La température de son corps s'abaisse, son pouls et sa respiration ralentissent et se régularisent.

Beaucoup plus long, le stade 2 voit l'activité cérébrale se réduire et les sensations diminuer. Mais le dormeur peut encore s'éveiller au moindre bruit.

Ce n'est qu'au stade 3 que le sommeil se fait plus profond et plus lent, et que le dormeur est presque entièrement coupé du monde extérieur. Sa température s'est encore abaissée, sa respiration est très lente et régulière, ses muscles sont relâchés. Il est alors difficile de le réveiller.

Le stade 4 correspond à un sommeil encore plus profond pendant lequel le dormeur va rêver. C'est le sommeil le plus réparateur, le sommeil delta, et il apparaît presque uniquement au cours des trois ou quatre premières heures de la nuit. Ce stade est indispensable pour que le dormeur puisse se libérer de la fatigue du jour. Toutefois, plus la nuit avance, plus le sommeil profond s'écourte au profit du sommeil paradoxal.

Le sommeil paradoxal est le cinquième stade, et certainement le plus surprenant : le corps semble totalement détendu et les muscles sont relâchés comme au cours du sommeil profond, mais des signes indiquent une activité cérébrale intense. Les yeux du dormeur sont animés de mouvements très rapides, son pouls et sa respiration sont irréguliers et, chez l'homme, une érection se produit souvent tandis que chez la femme le clitoris augmente de volume. C'est aussi une période pendant laquelle le dormeur rêve. Si on le réveille au cours de ce stade, il se souvient de ses rêves et peut les décrire précisément.

Une durée qui varie selon l'âge

Les recherches sur le sommeil sont formelles : les personnes qui affirment ne pas avoir fermé l'œil de la nuit se trompent.

Le nombre d'heures nécessaires à la remise en condition de l'organisme varie en fonction de l'âge et des individus. Un jeune enfant peut dormir de 16 à 19 heures, un adulte, de 8 à 10 heures, et une personne âgée, de 5 à 7 heures. Plus nous prenons de l'âge, plus notre sommeil est léger, court et irrégulier, et plus nos périodes d'éveil sont fréquentes. Le dormeur adulte ne passera que 25 % de sa nuit dans un sommeil profond, tandis que le dormeur de plus de 60 ans n'y passera que quelques minutes.

C'est sans doute la raison pour laquelle les gens âgés sont plus nombreux à se plaindre de l'insomnie : leur sommeil profond est moins long, donc moins réparateur, et ils se sentent plus fatigués au réveil. Ils pensent souvent avoir passé une nuit blanche alors qu'ils ont tout de même dormi quatre ou cinq heures. Cette croyance erronée est d'ailleurs partagée par plusieurs insomniaques, la plupart d'entre eux ont l'impression de ne pas avoir dormi malgré le fait qu'ils ont somnolé pendant quelques heures. Les recherches sur le sommeil sont formelles : les personnes qui affirment ne pas avoir fermé l'œil de la nuit se trompent.

POURQUOI DORMONS-NOUS MAL ?

Sans doute faudrait-il poser la question autrement : quelles sont les causes qui nous empêchent de profiter d'un sommeil réparateur ? Elles sont nombreuses et peuvent se diviser en quatre grandes catégories : les troubles survenant durant le sommeil, les causes organiques, les causes liées à l'environnement et les causes psychologiques.

Les troubles du sommeil

> La peur, par exemple, celle de s'endormir et de ne pas se réveiller, se rattache à cette peur ancestrale qui consistait à considérer le sommeil comme une «petite mort».

Les troubles du sommeil sont des perturbations nocturnes qui ne provoquent pas nécessairement l'insomnie, mais qui handicapent le sommeil au point de réduire ses fonctions réparatrices. Le dormeur est souvent d'une humeur maussade le matin et se réveille avec une sensation de fatigue qui pourra provoquer durant le jour de la somnolence et un manque de motivation dans ses activités quotidiennes.

La deuxième catégorie comprend diverses maladies, le plus souvent accompagnées de maux, qui empêchent le dormeur de profiter de ses heures de repos. Parmi celles-ci, mentionnons les maux de tête et les maux de dos, les douleurs dues à l'inflammation ou à l'arthrite, les douleurs tumorales, les névralgies, crampes et maux d'estomac, les démangeaisons causées par des maladies de peau, l'ictère ou le diabète, les maladies cardiovasculaires et respiratoires, ainsi que les troubles liés à des dérèglements organiques, par exemple l'hypertrophie bénigne de la prostate qui force l'homme à se lever plusieurs fois par nuit pour uriner.

Si vous êtes atteint d'une de ces maladies ou que vos épisodes d'insomnie s'accompagnent de douleurs, votre médecin vous a sûrement indiqué des traitements adéquats. S'il ne l'a pas fait et que des douleurs persistantes vous empêchent de dormir, consultez le troisième chapitre du présent ouvrage où vous trouverez des moyens naturels pour profiter du sommeil dont vous avez besoin pour lutter efficacement contre la maladie.

En troisième lieu, viennent les causes circonstancielles liées à l'environnement, qui sont pour la plupart des conséquences de mauvaises conditions de sommeil : bruit venant de l'extérieur ou du ronflement du conjoint, obscurité insuffisante pour trouver le sommeil, lit inconfortable, vêtements de nuit encombrants, repas du soir trop lourd, trop riche ou trop abondant, usage d'alcool ou de tabac nuisant au sommeil, etc. Si vous soupçonnez qu'un de ces éléments perturbe vos nuits, vous trouverez au troisième chapitre des solutions naturelles et des conseils convenant à chacun de ces ennemis du sommeil. Parmi ces causes le plus souvent passagères, rangeons également les pertes de sommeil dues au décalage horaire ou à des épisodes de vie où il faut modifier les heures de sommeil, par exemple lorsqu'il faut travailler la nuit au lieu du jour.

Enfin, les causes psychologiques, qui sont probablement les plus difficiles à cerner et à maîtriser, sont celles qui font le plus de dommages. Plusieurs de ces malaises, lorsqu'ils s'accentuent au point d'empêcher le sommeil, nécessitent un traitement. Si vous êtes dépressif et que vous souffrez d'épisodes d'insomnie persistants, n'hésitez pas à consulter un spécialiste. La peur, par exemple, celle de s'endormir et de ne pas se réveiller, se rattache à cette peur ancestrale qui consistait à considérer le sommeil comme une «petite mort». D'autres empêchements s'ajoutent aux catégories mentionnées plus haut.

Ces perturbations nocturnes, sans doute moins alarmantes que les insomnies proprement dites, mais tout aussi désagréables, empêchent bien des gens de profiter d'un sommeil de qualité.

Le syndrome des jambes sans repos

Ce phénomène est considéré comme un trouble du sommeil parce qu'il occasionne un manque de sommeil.

La personne souffrant d'impatiences dans les jambes, un malaise que les spécialistes appellent «syndrome des jambes sans repos» (SJSR), a l'impression que ses jambes sont comprimées dans un étau ou qu'elles sont parcourues de fourmis. Dès le premier stade du sommeil, le dormeur est soumis à une vive agitation qui l'oblige à se lever et à marcher. Ce phénomène est considéré comme un trouble du sommeil parce qu'il occasionne un manque de sommeil.

Il peut être causé par un problème du système nerveux central ou une dysfonction des nerfs périphériques. On l'associe également à d'autres troubles médicaux : mauvaise circulation du sang dans les jambes, déficience en vitamines ou en minéraux, troubles musculaires, arthrite, maladie de reins ou alcoolisme. D'autres facteurs tels les effets de certains médicaments, la caféine, l'alcool, le tabagisme, une fatigue excessive et des températures extrêmes peuvent déclencher le syndrome.

Avant de procéder à des études sur de tels cas, on a d'abord cru à un phénomène organique. Mais les recherches ont révélé que les sujets qui éprouvaient des impatiences au niveau des jambes et des pieds présentaient clairement un trouble psychique, un syndrome hypocondriaque-anxieux-dépressif. On estime globalement que 5 % de la population souffre de ce problème mal connu et rarement diagnostiqué, 13 % au Canada, mais 20 % au Québec contre 15 % aux États-Unis.

La myoclonie

La myoclonie nocturne (MIMS), un phénomène associé au SJSR, se caractérise par des épisodes d'agitation des membres qui reviennent habituellement toutes les 15 à 40 secondes pendant le sommeil lent, la période non associée aux rêves. Les mouvements touchent ordinairement les jambes, mais parfois les bras et peuvent réveiller le partenaire du dormeur.

Les crampes nocturnes

Ces tensions musculaires, qui touchent le plus souvent le mollet ou le pied, sont généralement de courte durée, mais il arrive qu'elles persistent jusqu'à 30 minutes. Chez des personnes en bonne santé, elles surviennent parfois après un exercice intense ou du surmenage, et sont plus fréquentes chez les gens âgés ou les femmes enceintes. Un massage ou une compresse chaude ou froide suffit ordinairement à les soulager.

La somniloquie

Un dormeur peut parler durant son sommeil, mais n'en garder aucun souvenir parce qu'il n'en prend pas conscience. Ces épisodes, équivalant au somnambulisme sur les cordes vocales, sont généralement brefs et peu fréquents, et ne sont pas associés à des signes de stress émotionnel.

Les sursauts nocturnes

Brefs mouvements de la tête, des bras ou des jambes, ils surviennent par secousses et par courts épisodes durant la nuit, et peuvent s'accompagner de la sensation de tomber. Pour les dissiper, il suffit bien souvent de diminuer l'usage de stimulants, de se détendre et de se plier à un horaire de sommeil plus régulier.

Le ronflement

Ce phénomène se produit lorsque les différents organes de la gorge du dormeur, la luette et le voile du palais, se relâchent et se détendent dans un canal d'air trop étroit, puis se mettent à vibrer au moment où le dormeur inspire ou expire, ou les deux. Sur dix ronfleurs, sept ou huit sont des hommes. Les personnes à risque sont les obèses, les personnes ayant le voile du palais trop long, celles qui souffrent de sinusite, de rhinite ou d'allergie respiratoire, les fumeurs et les gros mangeurs. L'âge contribue également à affaisser les tissus.

L'apnée du sommeil

> La plupart du temps, le dormeur ne s'en rend pas compte et c'est son partenaire qui lui signale le fait.

Ce trouble nocturne se manifeste par une interruption respiratoire qui peut aller de quelques secondes à quelques minutes et survenir jusqu'à 100 fois pendant la nuit. Le dormeur transpire abondamment et ressent de fréquentes envies d'uriner. Au réveil, il a souvent mal à la tête et, en raison d'un manque de sommeil profond, il somnole durant la journée, se plaint de fatigue et de baisse de performance. De telles interruptions respiratoires peuvent avoir de lourdes conséquences et entraîner un manque d'oxygène, une hausse de la tension artérielle, une forte pression pulmonaire, la défaillance du cœur droit et même un arrêt cardiaque.

Les personnes à risque sont les hommes de plus de 40 ans, les gros ronfleurs (mais pas seulement, car uniquement 10 % des gens qui en souffrent sont des ronfleurs), les obèses et les personnes souffrant d'hypertension artérielle. La plupart du temps, le dormeur ne s'en rend pas compte et c'est son partenaire qui lui signale le fait. Si dix apnées de plus de dix secondes surviennent par heure de sommeil au cours d'une même nuit, il y a lieu de consulter le médecin.

Des recherches montrent que plus de 50 % des hommes âgés de plus de 65 ans ont des apnées du sommeil. Attention si vous en souffrez ! Souvenez-vous que les somnifères ont tous un effet aggravant, car ce sont des sédatifs des centres respiratoires. Nous verrons aux chapitres 2 et 3 les solutions médicales et naturelles qui peuvent aider à résoudre ce problème.

Le bruxisme

Ce phénomène qui consiste à grincer des dents touche les enfants et les adultes. Ce malaise est fréquemment causé par l'usure ou des douleurs à la mâchoire. La diminution du stress et un appareil buccal pour prévenir les dommages dentaires sont recommandés.

LES TROUBLES DU SOMMEIL DE L'ENFANT

Le somnambulisme

> Les épisodes de somnambulisme disparaissent généralement au moment de la puberté.

Ce problème nocturne touche rarement les adultes et s'observe plus souvent chez les garçons de 7 à 12 ans. C'est généralement deux ou trois heures après l'endormissement que l'enfant sort de son lit et se met à marcher dans sa chambre, dans la maison ou à l'extérieur. Il a les yeux ouverts, mais son regard est vide, car il n'a pas conscience de ses actes. S'il s'adonne à ses activités habituelles, il peut aussi agir de manière insolite et n'en garder aucun souvenir. L'adulte peut le reconduire doucement dans son lit sans tenter de le réveiller, ce qui serait inutile. La durée de l'épisode varie ordinairement de quelques minutes à une demi-heure. Ces comportements nocturnes disparaissent généralement au moment de la puberté.

L'énurésie

Ce phénomène qui consiste à mouiller son lit pendant le sommeil touche fréquemment l'enfant d'âge scolaire. L'énurésie est considérée comme primaire lorsque la continence urinaire complète, qui a lieu généralement vers l'âge de cinq ans, n'a jamais été atteinte. L'énurésie est secondaire lorsque l'enfant se remet à mouiller son lit après avoir eu le contrôle de sa vessie pendant au moins six mois.

Les oxyures

On appelle oxyures les minuscules vers blancs, longs de 1 cm environ, qui vivent dans les intestins et circulent autour de l'anus, là où les femelles choisissent de pondre leurs œufs. Les jeunes dormeurs souffrent de démangeaisons qui les incitent à se gratter, ce qui risque de contaminer leur entourage par le contact de leurs doigts souillés. Par ailleurs, il suffit à une personne de toucher ses vêtements ou ses draps pour contracter la parasitose, car les œufs d'oxyures peuvent survivre ailleurs que sur le corps.

Pour traiter ces problèmes et aider l'enfant à dormir, consultez les chapitres 2 et 3 à la rubrique «Les troubles du sommeil de l'enfant».

LES TROUBLES DU SOMMEIL DE LA PERSONNE ÂGÉE

La personne vieillissante met plus de temps à s'endormir et sa nuit est ponctuée de plusieurs éveils.

La personne âgée, c'est bien connu, se heurte fréquemment à des problèmes de sommeil. Le plus souvent, elle se réveille très tôt le matin, avec l'impression qu'elle n'a pratiquement pas fermé l'œil. C'est un fait, les heures du sommeil profond diminuent avec l'âge, ce qui amplifie cette impression de manque. En outre, la personne vieillissante met plus de temps à s'endormir et sa nuit est ponctuée de plusieurs éveils.

Le dormeur âgé qui souffre d'apnée ou d'hypo-apnée (ralentissement respiratoire) se réveille fréquemment quand son problème se manifeste, ce qui contribue à fractionner sa nuit. Pour un tiers des gens âgés, une augmentation des mouvements des jambes entraînant de courtes périodes de réveil est aussi observée, phénomène qui entrave la qualité du sommeil. De plus, la personne âgée qui a pris l'habitude de faire une sieste plus ou moins longue éprouvera plus de difficulté à profiter de plusieurs heures consécutives de sommeil.

La personne âgée éprouve souvent une fatigue matinale, un manque d'entrain, somnole durant la journée et, dans les cas graves, elle peut subir une perte d'appétit. Ce sont des symptômes qui s'apparentent à la dépression et il arrive fréquemment qu'une personne dont le sommeil est très perturbé soit effectivement considérée comme ayant un trouble psychiatrique. Une détresse certaine peut alors s'installer et entraîner une véritable dépression.

C'est la raison pour laquelle il ne faut rien négliger pour améliorer la qualité de son sommeil. Vous trouverez des conseils allant en ce sens au chapitre 3. Mais avant d'aborder les solutions à divers problèmes du sommeil, examinons d'abord son plus grand ennemi : l'insomnie.

L'INSOMNIE

Qu'est-ce que l'insomnie ?

La plupart d'entre nous souffrons d'une insomnie occasionnelle, un malaise qui peut se répéter de quelques jours à quelques semaines.

L'insomnie est une incapacité à dormir suffisamment pour profiter des bienfaits du sommeil, soit parce que le dormeur se sent incapable de s'endormir au coucher, soit parce que, après un épisode de sommeil interrompu, il ne parvient pas à se rendormir. Nous sommes nombreux à souffrir d'insomnie, on rapporte que deux personnes sur trois connaissent des épisodes d'insomnie au cours de leur vie. On inclut dans cette partie de la population les personnes qui se réveillent avec une sensation de fatigue intense malgré des heures de sommeil dites «normales».

La plupart d'entre nous souffrons d'une insomnie occasionnelle, un malaise qui peut se répéter de quelques jours à quelques semaines. Les causes sont presque toujours les mêmes : hygiène du sommeil déficiente, difficulté de s'adapter au changement ou stress lié à des conditions de vie et à un rythme de travail trop frénétique. Et les conséquences sont multiples : fatigue, somnolence durant le jour et inconfort causant de la mauvaise humeur et de l'irritation.

À côté de ces problèmes épisodiques, nous avons vu que d'autres facteurs, ceux-là liés à des maladies physiques ou psychologiques, peuvent perturber le sommeil de façon durable. Lorsque l'incapacité de l'insomniaque à trouver le sommeil est causée par des douleurs résultant de maladies, il est indispensable qu'il sollicite l'aide d'un spécialiste. Cela ne veut pas dire que, par exemple, les personnes souffrant de dépression ne trouveront pas de solutions à leurs problèmes en lisant le présent ouvrage, mais dans des cas de difficultés insomniaques aiguës et persistantes, les suggestions proposées ne sauraient remplacer les conseils d'un professionnel de la santé. En plus de la dépression, d'autres maladies neuropsychiatriques peuvent être responsables d'insomnies graves, comme la psychose maniaco-dépressive, la maladie d'Alzheimer ou la maladie de Parkinson.

Certaines de nos insomnies peuvent aussi être causées par une horloge biologique déréglée. Depuis notre enfance, nous menons nos activités pendant le jour et dormons la nuit. L'alternance activités/repos est un des régulateurs de notre rythme biologique. Dans le cas où cette régularité est entravée, par exemple, lorsque, à la suite d'un changement dans notre vie, nous veillons plus tard et nous levons plus tard, notre horloge se dérègle et subit des retards. C'est ce qui se produit dans le cas d'un décalage horaire dû à un voyage outre-mer; nous verrons plus loin comment y remédier. Au contraire, les personnes âgées, qui se couchent de plus en plus tôt et qui s'éveillent aux premières lueurs du jour ont des avances de phase. Les retards de phase concernent davantage les adolescents et les jeunes qui, à cause d'un rythme décalé, ne parviennent pas à s'endormir avant minuit. Les travailleurs de nuit et les personnes qui ont des horaires décalés sont évidemment soumis aux mêmes bouleversements.

Quand l'insomnie devient-elle une menace pour la santé ?

L'insomnie devient un problème réel lorsqu'elle est chronique et perturbe la vie quotidiennement au point de la rendre désagréable.

Les personnes qui ne dorment que cinq ou six heures par nuit ne devraient pas s'inquiéter. Si elles se sentent bien durant la journée, c'est sans doute parce qu'elles n'ont pas besoin de plus de sommeil. Et même s'il leur arrive de passer une nuit blanche de temps à autre, si une nuit ou deux de sommeil leur suffit pour récupérer, retrouver leur forme et leur bonne humeur, elles ne sont pas insomniaques.

L'insomnie devient un problème réel lorsqu'elle est chronique et perturbe la vie quotidiennement au point de la rendre désagréable. Les études révèlent que les insomniaques ont deux fois plus d'accidents de voiture, plusieurs accidents domestiques, qu'ils sont plus nombreux à s'absenter au travail et à souffrir de divers malaises. On suggère aux personnes dont les épisodes d'insomnie durent plus de six mois de consulter un médecin ou un spécialiste du sommeil.

D'autres causes psychologiques

Plusieurs insomniaques ont des problèmes psychologiques d'hyper-éveil, c'est-à-dire qu'ils ne parviennent pas à décrocher de l'éveil et, le soir venu, entrent en activité pour repousser l'heure du coucher. Ils ont peur de la nuit, peur qui peut remonter très loin dans leur enfance. Ces personnes présentent parfois des signes de leur angoisse : tachycardie, sueurs, impression de chaleur intense. Ces problèmes peuvent conduire à des névroses phobiques et à des troubles obsessifs compulsifs nécessitant l'aide d'un spécialiste.

Des causes liées au mode de vie

À côté de ces causes psychologiques liées à des problèmes qui ne sauraient se résoudre sans consultation, il en existe d'autres qu'il est relativement facile de corriger. Une mauvaise alimentation et des excès de stimulants comme le thé et le café, les boissons à base de cola, l'alcool et le tabac peuvent être à l'origine d'un «mauvais» sommeil. Une activité physique trop intense ou, à l'inverse, une trop grande sédentarité ne va pas générer un sommeil réparateur.

L'angoisse peut également être en cause lorsque le dormeur a vécu un épisode traumatisant, par exemple s'il a été victime d'un accident, qu'il a subi une opération chirurgicale, une séparation, un deuil ou un accouchement, condition qui a pu susciter des sensations d'angoisse difficiles à maîtriser.

Pour tous ces cas, il existe des remèdes naturels que nous examinerons en détail au chapitre 3. Mais voyons d'abord quelles sont les ressources que proposent les médecins pour traiter les problèmes du sommeil, vaincre l'insomnie ou favoriser un sommeil réparateur.

Chapitre 2

Les solutions conventionnelles et médicales

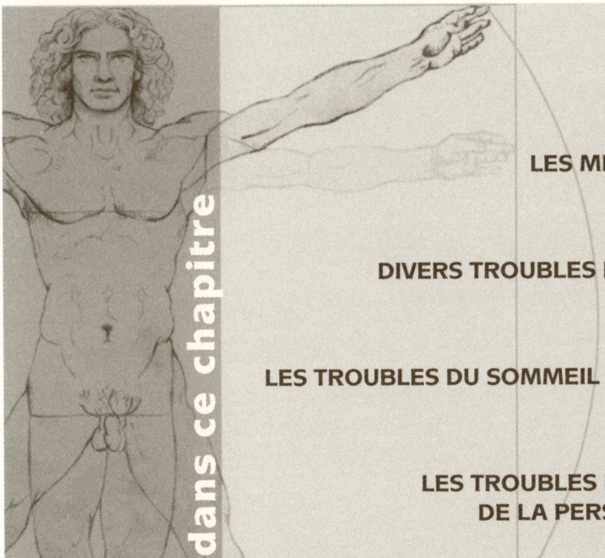

dans ce chapitre

LES MÉDICAMENTS

Les somnifères

> Ces médicaments peuvent produire des effets secondaires et créer un état de dépendance.

Les somnifères, ou hypnotiques, sont des médicaments très actifs. L'insomniaque qui en prend s'endort rapidement et ne se réveille pas pendant la nuit. Toutefois, la durée des stades 4 et 5 de son sommeil est réduite, ce qui l'empêche de profiter d'un repos bienfaisant. Et bien sûr, ces médicaments peuvent produire des effets secondaires et créer un état de dépendance.

Les anxiolytiques

Ces calmants apaisent l'anxiété, surtout celle de l'insomniaque qui craint de ne pas pouvoir s'endormir, et lui permettent de plonger dans le sommeil plus facilement.

Les barbituriques

C'est au cours des années 60 que les insomniaques ont pu profiter de médicaments capables de les faire dormir : les barbituriques. Mais dès les premières expérimentations, des problèmes sont survenus, notamment parce qu'il existait peu de différence entre une dose toxique et une dose thérapeutique, ce qui comportait pour l'usager des risques d'erreurs et des conséquences funestes. Il arriva donc de graves accidents, par exemple lorsque des personnes qui voulaient dormir excédèrent la dose sans le vouloir et ne se réveillèrent plus. Le cas le plus célèbre est celui de Marilyn Monroe.

On reconnaît aisément les barbituriques à leur terminaison en «al», comme leur plus représentant le plus connu, le Phénobarbital. On ne les emploie plus contre l'insomnie sauf en de rares occasions. Il convient également de se méfier des produits phytothérapiques contenant des barbituriques, parmi lesquels le Gardénal, et l'Immenoctal, bien connus comme barbituriques hypnotiques.

Les carbamates

Ces somnifères classiques sont encore en circulation et présentent peu de danger. Les plus populaires sont le Mérina, le Mépronizine et le Supponizine, tous composés à partir d'un calmant, le méprobamate, qu'on retrouve également dans un calmant très célèbre, l'Equanil.

Les benzodiazépines

> Les benzodiazépines ont un effet réel sur le sommeil. Et ils possèdent un avantage, ils ont une très faible toxicité, ce qui a fait le succès du plus réputé d'entre eux, le Valium.

D'autres médicaments apparurent ensuite qui se révélaient moins risqués parce que moins toxiques : les benzodiazépines.

Ils sont utilisés aujourd'hui pour lutter contre l'anxiété, mais ils ont aussi un effet réel sur le sommeil. Et ils possèdent un avantage, ils ont une très faible toxicité, ce qui a fait le succès du plus réputé d'entre eux, le Valium. Mais attention ! Tout comme le Valium, le Mogadon, le Tranxène, l'Halcion ou le Séresta ne sont pas des produits qui peuvent être absorbés sans suivi médical. On ignore encore leur action exacte sur le cerveau et on sait qu'ils entraînent de la dépendance pouvant provoquer des malaises à l'arrêt du traitement. De plus, cette interruption cause parfois un retour de l'insomnie. Mentionnons les plus fréquemment employés : l'Halcion, l'Euhypnos, le Havlane, le Noctran, le Rohipnol, le Mogadon, le Nuctalon, le Normison et le Noctamide.

Les antidépresseurs

> Les antidépresseurs agissent sur l'insomnie, mais aussi sur la fatigue matinale et sur l'humeur.

Les antidépresseurs ne sont pas des somnifères à proprement parler, car il sont d'abord prescrits aux personnes souffrant de dépression. Ils agissent sur l'insomnie, mais aussi sur la fatigue matinale et sur l'humeur. Ils exercent de plus une puissante action inhibitrice et retardent l'apparition du sommeil paradoxal. Certains comme les IMAO classiques peuvent même le supprimer complètement.

Heureusement, ils sont peu utilisés aujourd'hui, ceux qu'on prescrit à présent agissent principalement sur la sérotonine, ce qui réduit l'effet inhibiteur. Une exception toutefois : le moclobémide est réputé pour ne pas modifier le sommeil paradoxal.

Si on connaît encore mal les mécanismes qui les régissent, des recherches récentes ont révélé que les antidépresseurs contribuent à la formation de nouveaux neurones dans le cerveau, ce qui expliquerait la lenteur de leur action. En dépit de ces nouvelles données et de résultats encourageants, tous ces médicaments ne devraient en aucun cas être pris régulièrement, car ils entraînent une dépendance, avec phénomène de sevrage. On ne doit jamais prendre des antidépresseurs sans d'abord consulter un médecin, qui les prescrira pour une durée maximale d'un mois.

Pris sur une base régulière, tous les médicaments destinés à combattre l'insomnie entraînent une accoutumance puis une dépendance. Il faut alors augmenter les doses, ce qui cause des effets secondaires.

Le point de vue des professionnels de la santé

L'effet des somnifères se réduit avec le temps, ce qui oblige à augmenter les doses... avec les conséquences que l'on sait.

Lorsqu'ils sont utilisés avec prudence et pour une courte période, les somnifères peuvent être d'un secours certain. Toutefois, il faut savoir que le sommeil provoqué par les hypnotiques n'est pas naturel et qu'il réduit la durée des deux stades du sommeil les plus bénéfiques, le sommeil profond et le sommeil paradoxal. De plus, même après l'élimination du produit par l'organisme, le sujet, une fois réveillé, voit diminuer sa concentration ainsi que sa performance intellectuelle et physique. Autre désavantage, l'effet des somnifères se réduit avec le temps, ce qui oblige à augmenter les doses... avec les conséquences que l'on sait.

Considérant ces désavantages, vous avez intérêt à vous plier aux quelques règles que voici :

- → N'utilisez des somnifères que sur avis médical.
- → Ne consommez pas d'alcool.
- → Diminuez progressivement les doses.
- → Si vous faites un travail qui requiert de la vigilance, abstenez-vous de prendre des somnifères ou prenez-les avec une extrême prudence.
- → Méfiez-vous des produits miracles vantés par la publicité.
- → Interdisez-les aux enfants et aux adolescents.

DIVERS TROUBLES DU SOMMEIL

Le syndrome des jambes sans repos

Le SDJR toucherait 20% des Québécois, 15% des Français et autant d'Américains.

Ce problème, qui survient quelques heures après l'endormissement, se manifeste par des picotements aux jambes qui réveillent le dormeur et lui communiquent une irrésistible envie de bouger. Le syndrome des jambes sans repos (SDJR), comme le problème qui lui est généralement associé, les mouvements involontaires des membres pendant le sommeil (MIMS), ne se guérit pas. On ignore la cause de ces deux syndromes pour lesquels il n'existe aucun remède.

Lorsque les symptômes sont graves, plusieurs types de médicaments peuvent être prescrits par le médecin pour combattre la douleur, l'anxiété, l'insomnie, l'épilepsie et les convulsions. Parmi ceux qui sont les plus utilisés, les benzodiazépines, la lévodopa et les opiacées viennent en tête de liste, suivis du bromocriptine, du propoxyphène et du clonazypam. S'ils se révèlent souvent efficaces pour lutter contre l'insomnie et soulager le dormeur, ils ont cependant des effets secondaires qui vont des nausées aux vertiges, en passant par les étourdissements et la somnolence diurne.

Si vous soupçonnez que vous êtes atteint de ce syndrome et qu'il affecte votre sommeil au point d'affaiblir votre résistance et de vous rendre maussade, demandez à votre médecin de famille de vous recommander un spécialiste. Le fait de savoir qu'on n'est pas seul à souffrir d'un mal procure ordinairement un grand soulagement. Et vous n'êtes pas seul, ce phénomène mal connu toucherait, selon des données récentes, 20 % des Québécois, 15 % des Français et autant d'Américains. Toutefois, un mode de vie plus sain et moins stressant, doublé d'un régime alimentaire écartant les stimulants, tout comme les conseils que nous donnons au chapitre 3 ne peuvent que vous être bénéfiques.

Le ronflement

La somnoplastie consiste à chauffer le muscle du voile du palais à l'aide d'une petite aiguille placée sous la muqueuse et émettant des ondes courtes.

Le ronflement est produit par le relâchement des muscles du palais, de la luette, des amygdales et des parois pharyngées à cause d'un canal d'air trop étroit à la jonction de la bouche et de la gorge. La pression de chaque inspiration fait vibrer cet amas de tissus mous.

Pour les cas où les ronflements sont légers, il existe un petit dispositif dont les sportifs se servent couramment, qui élargit les narines et augmente l'entrée d'air.

Lorsque le ronflement devient chronique ou que des problèmes d'apnée du sommeil sont présents, il est parfois nécessaire de recourir à un traitement aussi radical que la chirurgie. Sous anesthésie locale ou générale, on enlève la luette et une partie du voile du palais, ce qui peut causer des douleurs durant la semaine qui suit l'intervention. Le séjour à l'hôpital est d'un à deux jours et suivi d'une période de convalescence d'une à deux semaines. L'opération est douloureuse, mais elle est efficace dans les deux tiers des cas. Les personnes qui ne veulent pas d'anesthésie peuvent recourir à un traitement au laser d'une dizaine de séances. À l'aide d'un instrument semblable à un stylo, dont la pointe est un rayon laser au CO2, le chirurgien pratique une intervention d'une vingtaine de minutes qu'il va reprendre de deux à cinq fois. Cependant, le traitement ne se révèle pas parfaitement efficace et le patient doit supporter un gros mal de gorge après chaque séance.

Autre traitement possible, le plus simple et le moins douloureux, la somnoplastie ou radiofréquence. Cette intervention, pratiquée sous anesthésie locale, consiste à chauffer le muscle du voile du palais à l'aide d'une petite aiguille placée sous la muqueuse et émettant des ondes courtes. Cette opération est considérée comme très efficace et beaucoup moins douloureuse que la chirurgie ou le laser, et prend une trentaine de minutes sous anesthésie locale.

Dans les cas où aucun de ces traitements ne convient, il faut utiliser un appareil d'insufflation CPAP («Continuous Positive Airway Pressure», ou «Ventilation par Pression Positive Continue» en français). C'est un dispositif constitué d'un masque respiratoire relié à une petite pompe qui projette de l'air sous pression et empêche le pharynx de se refermer complètement. Il permet de stopper le ronflement (sans toutefois le guérir) et d'empêcher l'apnée, mais il doit être utilisé toutes les nuits. De plus, l'appareil se révèle encombrant et est parfois mal toléré.

L'apnée du sommeil

> La perte de poids peut souvent, à elle seule, entraîner une diminution du nombre d'apnées.

Si vous savez que vous souffrez d'apnée du sommeil et que vous avez eu la bonne idée de consulter votre médecin, il vous a probablement recommandé un oto-rhino-laryngologiste (ORL) qui fera le diagnostic clinique. Il déterminera le site de l'obstruction et décidera de la nécessité d'une étude du sommeil, la polysomnographie. Des techniques d'enregistrement faites à l'aide de capteurs permettent en effet d'étudier la composition du sommeil (respiration, rythme cardiaque, taux d'oxygène dans le sang, ronflements), de déterminer le type d'apnée ainsi que son degré de gravité, et de prescrire le traitement qui convient.

Les apnées du sommeil se divisent en trois catégories :

- l'apnée centrale est appelée ainsi lorsque la commande nerveuse des muscles respiratoires ne fonctionne que de façon transitoire;
- l'apnée obstructive survient lorsque la commande nerveuse des muscles respiratoires fonctionne bien, mais que la ventilation ne se fait pas correctement à cause d'obstructions des voies aériennes;
- on parle d'apnée mixte lorsqu'une apnée centrale est suivie d'une apnée obstructive.

Pour traiter une apnée obstructive légère, il suffit d'observer les règles d'un régime de vie équilibré : amaigrissement des personnes souffrant de surpoids, suppression d'alcool et de tabac. La perte de poids peut souvent, à elle seule, entraîner une diminution du nombre d'apnées. Dans un cas d'apnée modérée, on recommande de porter une prothèse moulée à la forme des dents. En exerçant une pression sur la mâchoire, elle dégage la base de la langue qui s'oppose au passage normal de l'air. Une apnée obstructive sévère est généralement traitée à l'aide d'antidépresseurs.

Si les problèmes persistent, on pourra recourir aux traitements pratiqués pour dissiper le ronflement, soit des interventions chirurgicales : réduction d'une hypertrophie des amygdales, chirurgie du voile du palais ou correction de la déviation de la cloison nasale. Ou encore on recommandera le port d'un masque qui a pour but d'insuffler de l'air comprimé pour dégager les voies respiratoires, notamment le larynx.

LES TROUBLES DU SOMMEIL DE L'ENFANT

L'énurésie

> Il est indispensable que l'enfant participe à sa guérison.

L'incontinence urinaire est dite «primaire» lorsqu'elle se manifeste après que l'enfant est propre, soit après l'âge de cinq ans pour une fille, de six ans pour un garçon. Cette forme d'énurésie touche de 10 % à 15 % des enfants de cinq ans, de 6 % à 8 % des enfants de huit ans et tombe à 1 % et 2 % à 15 ans. Elle est plus fréquente chez les garçons.

Parmi les divers traitements que propose la médecine, l'utilisation d'un dispositif d'alarme contre l'énurésie comporte le meilleur taux de succès, soit 70 %. Lorsque l'on juge une intervention nécessaire, le recours à ce dispositif devrait constituer le traitement de base. Les nouveaux systèmes d'alarme miniatures se portent sur le corps et se déclenchent à la première goutte d'urine. Leur succès dépend beaucoup de la motivation de l'enfant et de sa tolérance à se faire réveiller, lui et ses parents. On doit souvent attendre deux mois avant de constater une amélioration. Celle-ci se confirme vraiment après 14 nuits de propreté consécutives. La plupart des enfants chez qui on observe une rechute acceptent volontiers une répétition du traitement. Ce dispositif fonctionne surtout sur les enfants de huit ans.

Des médicaments sont aussi suggérés et se sont révélés efficaces à la condition qu'ils soient associés à une prise en charge psychologique de l'enfant par le médecin. Si les antidépresseurs sont utiles, leur action reste cependant mal connue. De plus les contre-indications sont nombreuses et les effets secondaires fréquents. Si vous désirez avoir recours à un traitement médical, insistez d'abord auprès du médecin pour qu'il y ait également une prise en charge psychologique de l'enfant par un pédiatre. Il est indispensable que l'enfant participe à sa guérison. Dans un premier temps, le pédiatre convaincra les parents de ne pas culpabiliser l'enfant comme cela se fait couramment. Il ne faut surtout pas traiter l'énurétique en nourrisson ou parler de son problème devant ses camarades ou des voisins.

Les oxyures

On a vu que les oxyures étaient des vers blancs, parasites des intestins, qui altèrent le sommeil de l'enfant en causant de fortes démangeaisons autour de l'anus. Le traitement médicamenteux est généralement administré à un enfant en une seule prise et renouvelé deux à trois semaines après. Par souci de prévention, le médecin conseillera de traiter toute la famille.

Parallèlement, vous devrez prendre certaines mesures afin d'éviter toute nouvelle infestation, c'est-à-dire laver les draps et les sous-vêtements de toute la famille. Le pharmacien peut lui aussi vous recommander un bon produit qui fera disparaître toute trace de vers. Encore là, il est préférable de traiter toute la famille en même temps, car il se peut qu'une autre personne ait été contaminée et que les symptômes ne soient pas encore apparents.

Le somnambulisme

On estime que 15 à 30 % des enfants de plus de quatre ans auront au moins un épisode de somnambulisme pendant leur enfance. L'enfant quittera son lit et pourra déambuler dans sa chambre ou aller dans la cuisine, rarement plus loin. Il n'existe pas de traitement spécifique, les épisodes finissent généralement par s'espacer et disparaître.

D'autres problèmes et parasomnies propres aux enfants telles les terreurs nocturnes sont étudiés au chapitre 3, accompagnés de traitements naturels et de conseils visant à favoriser leur sommeil.

LES TROUBLES DU SOMMEIL DE LA PERSONNE ÂGÉE

> Si la personne âgée insiste pour obtenir un somnifère ou un tranquillisant, le médecin devrait lui prescrire une faible dose.

Nous l'avons vu, les problèmes de sommeil se multiplient lorsque nous avançons en âge. Même si les somnifères peuvent être d'un certain secours, ils ne devraient pas être pris durant une longue période et jamais plus de dix jours consécutifs. Et ils ne résoudront pas les problèmes d'anxiété qui accompagnent le plus souvent les épisodes d'insomnie.

Si la personne âgée insiste pour obtenir un somnifère ou un tranquillisant, le médecin devrait lui prescrire une faible dose, car les aînés sont plus sensibles aux médicaments que les plus jeunes. De plus, elle devrait fournir à son médecin la liste de tous les médicaments dont elle fait usage pour éviter les mélanges dangereux ou contre-indiqués.

Pour des traitements vraiment bénéfiques et des conseils avisés, voyez ce que propose le chapitre suivant.

Chapitre 3

Les solutions naturelles

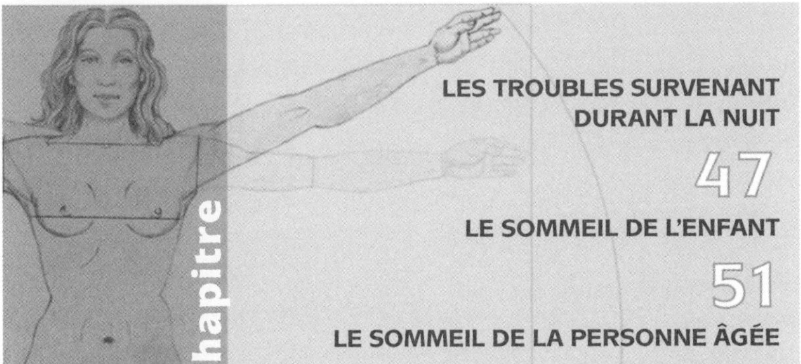

dans ce chapitre

Nous avons vu que plusieurs troubles du sommeil peuvent empêcher le dormeur de profiter d'un sommeil bienfaisant. Ce sont des phénomènes qui surviennent durant la nuit et qui l'empêchent ou non de se rendormir, mais qui lui laissent au réveil une sensation de fatigue. Bon nombre de ces problèmes nocturnes ont des causes organiques dont il lui faut d'abord s'occuper.

Voyons quelles sont les solutions naturelles pouvant les soulager avant d'aborder l'insomnie proprement dite. Nous verrons également les solutions qui peuvent être proposées aux enfants et aux personnes âgées. Ensuite nous distinguerons les différents produits pouvant vaincre l'insomnie et favoriser le sommeil, puis les techniques associées aux médecines douces; et, pour finir, des techniques qui bousculent quelques-unes des mauvaises habitudes liées à notre mode de vie.

LES TROUBLES SURVENANT DURANT LA NUIT

> Dans plusieurs cas de troubles du sommeil, l'alimentation peut être en cause, notamment le café et l'alcool.

Le syndrome des jambes sans repos

Cette sensation de sentir ses jambes prises dans un étau ou parcourues de fourmis imaginaires est non seulement très pénible, mais elle nuit au sommeil de bon nombre de personnes. Comme dans plusieurs autres cas de troubles du sommeil, l'alimentation peut être en cause, notamment le café et l'alcool. Si vous avez tendance à abuser de ces stimulants ou que vous soupçonnez qu'un aliment est responsable de vos malaises, la solution est à votre portée.

Commencez par exclure de vos menus l'aliment soupçonné durant au moins une semaine sans nullement modifier votre régime alimentaire. Si vous ne notez aucune amélioration, c'est que cet aliment n'est pas en cause.

Si vous éprouvez des fourmillements durant la nuit, n'hésitez pas, levez-vous. Pour plusieurs, le recours aux bains chauds et aux massages apporte un soulagement certain. L'exercice régulier est conseillé, surtout le matin, mais avec prudence et mesure, car un entraînement intensif pourrait exacerber les symptômes. Et naturellement, un entraînement physique soutenu ne devrait en aucun cas se poursuivre le soir.

Du côté des suppléments alimentaires, des recherches ont révélé qu'un supplément de vitamine E pouvait soulager certaines personnes.

Posologie
Prenez 400 UI de vitamine E de source naturelle trois fois par jour.

Parmi l'éventail des plantes, le millepertuis contribue à améliorer les problèmes d'humeur qui l'accompagnent.

Posologie
Prenez 300 mg trois fois par jour.

Précautions
Attention ! Rappelez-vous qu'il ne faut jamais prendre de millepertuis avec des antidépresseurs.

Les sursauts

Ces problèmes, le plus souvent liés à des épisodes de surmenage, sont généralement épisodiques et de courte durée. S'ils persistent plus de dix jours, essayez la méthode antistress que nous recommandons à la page 91.

Les crampes aux jambes

Le manque de magnésium est parfois à l'origine de crampes, notamment chez la femme enceinte. Pour faire cesser une crampe rapidement, tirez le gros orteil vers vous tout en gardant la jambe tendue. Au besoin, si le problème est fréquent et qu'il vous est difficile d'atteindre le gros orteil, munissez-vous d'un cordon que vous passerez sous l'orteil et tirerez à la manière d'une laisse afin d'obtenir le soulagement espéré.

Le ronflement

Les causes du ronflement étant pour la plupart physiologiques, il existe peu de solutions naturelles pour le traiter. Toutefois, Kenneth Rifkin, un naturopathe américain, a mis au point une formule homéopathique appelée SnoreStop®, qui aurait pour effet d'élargir les voies respiratoires et de raffermir les tissus mous de la gorge. Si aucune étude indépendante n'a pu prouver l'efficacité de ce produit, les fabricants confirment son efficacité, après avoir mené leur propre recherche sur 100 sujets. Selon eux, les effets secondaires (sécheresse de la bouche, insomnie, accroissement du ronflement, érections incontrôlées) n'auraient affecté que 80 personnes sur un million d'utilisateurs. Pour des solutions homéopathiques, consultez un homéopathe dûment qualifié.

Pour prévenir le ronflement, observez d'abord les conseils qui suivent :

- perdez du poids si vous faites de l'embonpoint;
- réduisez l'usage du tabac et la consommation d'alcool;
- diminuez les portions aux repas du soir;
- évitez de dormir sur le dos;
- supprimez l'usage des somnifères.

L'apnée du sommeil

> Les hommes sont deux fois plus concernés que les femmes et l'apnée du sommeil les touche ordinairement vers l'âge de 40 ans.

Ces brusques arrêts respiratoires qui se produisent plus de dix fois par nuit sont un signal d'alarme auxquels tous les dormeurs devraient porter attention. Car la mauvaise oxygénation de l'organisme peut être la cause de troubles cardiaques, d'hypertension artérielle et même d'infarctus. On estime que 5 % de la population en est atteinte. Notons que les hommes sont deux fois plus concernés que les femmes et que l'apnée du sommeil les touche ordinairement vers l'âge de 40 ans, au moment où la prise de poids est associée à une perte d'élasticité des tissus. L'obésité est une facteur prédisposant. L'alcool, l'usage du tabac, le recours aux anxiolytiques ou aux somnifères peuvent aggraver le phénomène. Si vous êtes un «ronfleur fatigué», vous courez le risque de faire des apnées du sommeil sans le savoir. N'hésitez pas à consulter un médecin, surtout si votre conjoint constate des arrêts de votre respiration durant la nuit.

Les traitements que propose la médecine officielle demeurent le masque relié à un appareil de pression positive et l'appareil dentaire comprenant des orthèses d'avancées mandibulaires mentionnés au chapitre 2. Par contre, les chirurgies sur le voile du palais qu'on effectue pour traiter le ronflement n'ont pas d'effets réels sur l'apnée du sommeil. Dans ces cas où les excès de toutes sortes peuvent accentuer les risques, les principaux recours naturels passent par la prévention :

- une perte de poids grâce à un régime alimentaire riche en fruits et légumes, faible en gras et excluant les produits transformés;
- une hygiène de vie rigoureuse favorisant le conditionnement physique et écartant les stimulants.

Si vous être prêt à modifier votre mode de vie, consultez la rubrique «Réduire le stress au quotidien» à la page 91.

LE SOMMEIL DE L'ENFANT

> C'est durant le sommeil que l'enfant grandit et c'est à ce moment que la sécrétion d'hormones de croissance est le plus élevée.

L'enfance est une période pendant laquelle nous apprenons beaucoup. Grâce à des études sur la structure du sommeil chez des enfants débiles mentaux d'une part, chez des enfants surdoués d'autre part, on a établi une relation entre la quantité de sommeil paradoxal et le quotient intellectuel.

Ces études révèlent qu'aux résultats des tests d'intelligence les plus élevés correspondait une plus grande quantité de sommeil paradoxal. Certaines de ces études ont aussi établi un lien entre la durée du sommeil chez l'enfant et la performance scolaire.

Même si ces données doivent être interprétées avec prudence, il reste que c'est durant le sommeil que l'enfant grandit et c'est à ce moment que la sécrétion d'hormones de croissance est le plus élevée. Le manque de sommeil perturbe cette sécrétion ainsi que toutes les activités physiologiques spécifiques au sommeil. Il importe donc d'accorder toute l'attention nécessaire aux problèmes qui surviennent durant cette précieuse période de repos.

Les troubles du sommeil de l'enfant

Dès la petite enfance, l'enfant subit des troubles mineurs qui sont généralement temporaires. Entre cinq et douze ans, son sommeil s'améliore, mais il peut être perturbé pas des terreurs nocturnes et des cauchemars, des épisodes de somnambulisme, de somniloquie ou de rythmies, et de l'énurésie, autant de problèmes auxquels on apportera des solutions selon qu'ils menacent ou non la santé de l'enfant.

Les terreurs nocturnes et les cauchemars

> Les parents devraient inciter l'enfant à parler et à raconter ses mauvais rêves, autant pour le rassurer que pour tenter de comprendre la cause de ses angoisses.

Ces phénomènes sont fréquents durant la petite enfance entre l'âge de trois à six ans et peuvent survenir jusqu'à l'adolescence. L'enfant se réveille en criant, s'assoit dans son lit, hurle, garde les yeux ouverts et fixes : il est terrorisé. Il tient parfois des propos incohérents dont il perdra le souvenir; la plupart du temps, il aura tout oublié de ces épisodes au réveil. Des phénomènes dits «neuro-végétatifs» sont toujours présents : pâleur ou rougeur du visage, sueurs et tachycardie. Il suffit généralement de quelques minutes pour qu'il se calme et se rendorme.

Bien que le phénomène paraisse inquiétant, il est sans conséquence pour la santé de l'enfant et ne nécessite aucun traitement. Les cauchemars sont du même ordre, c'est-à-dire qu'ils ne devraient pas inquiéter les parents outre mesure. Toutefois, comme l'enfant craint souvent de se rendormir après un réveil aussi troublant, ses parents devraient l'inciter à parler et à raconter ses mauvais rêves, autant pour le rassurer que pour tenter de comprendre la cause de ses angoisses.

Les rythmies

Ce sont des mouvements brusques de la tête et du corps qui se manifestent durant le sommeil léger. Les rythmies surviennent, le plus souvent, chez un enfant au développement psychomoteur normal et disparaissent spontanément vers l'âge de quatre ans. Parce que ces mouvements violents peuvent provoquer des heurts, en cas de persistance chez un enfant normal, il serait sage de demander un bilan psychologique. Aucun traitement n'est nécessaire, mais il est recommandé de prendre des précautions pour éviter les chocs à l'enfant, soit en plaçant le matelas sur le sol soit en rembourrant la tête du lit.

Le somnambulisme

Ce trouble peu courant disparaît ordinairement de lui-même. L'enfant quitte rarement sa chambre pour escalader des armoires ou sortir de la maison. Observer de simples règles de sécurité, verrouiller portes et fenêtres suffit le plus souvent à limiter les risques.

L'énurésie

On ne devrait jamais considérer un enfant comme énurétique, à moins qu'il ne mouille régulièrement son lit plus de deux fois par semaine. Dans ce cas, il faut absolument rassurer l'enfant et, pour qu'il conserve l'estime de soi, il faut éviter de le punir et de l'humilier. Il vaut également la peine de prendre quelques précautions. Par exemple, il faut veiller à :

- améliorer l'accès aux toilettes;
- éviter de donner à boire à l'enfant dans les deux heures précédant le coucher;
- s'assurer que l'enfant a uriné avant de se mettre au lit;
- ne pas se servir de couches et de culottes «préventives»;
- réveiller l'enfant et le faire uriner à l'heure où l'on va soi-même au lit;
- faire participer l'enfant au nettoyage matinal.

Si le phénomène persiste après l'âge de dix ans, on recommande aux parents de consulter le médecin. Un traitement n'est pas indispensable, puisque le problème est généralement passager, sauf si la réaction de l'enfant le justifie, c'est-à-dire qu'il en éprouve une honte qui perturbe son comportement et gêne sa concentration. Dans ce cas, reportez-vous aux conseils qui s'appliquent à une consultation médicale au chapitre 2.

Les oxyures

Les vers intestinaux, qui perturbent le sommeil et causent des démangeaisons, peuvent être traités naturellement à l'aide d'une infusion d'ail.

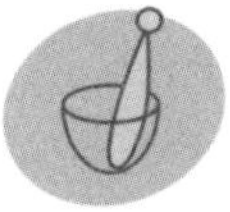

Posologie

Infusion : râpez 3 ou 4 gousses d'ail et laissez macérer toute la nuit dans 1 tasse d'eau bouillante. Faites boire au matin, à jeun, durant trois semaines.

Ail cru : donnez à l'enfant 2 gousses d'ail par jour pendant une dizaine de jours.

Comment aider l'enfant à bien dormir

Comme l'adulte, l'enfant peut être un petit ou un grand dormeur, un couche-tôt ou un couche-tard. Il s'agit de l'observer et de lui fournir la durée de sommeil dont il a besoin. Le plus souvent, à la naissance il dort de 16 à 19 heures, vers un an environ 14 heures, à trois ou quatre ans il dort 11 heures, et vers dix ans il dormira 10 heures ou un peu moins.

Repérer les signaux du sommeil

Lorsque l'enfant bâille, se frotte les yeux ou pleurniche, il ne faut pas négliger ces signes : il a besoin de dormir. Il faut apprendre à reconnaître l'heure d'endormissement qui lui convient et lui donner les meilleures conditions pour que son sommeil lui soit profitable.

Préparer l'enfant au sommeil

> Les jeux tranquilles, la lecture d'une histoire avant ou après le bain sont d'excellents moyens d'induire le sommeil.

Lorsque l'enfant ne dort pas ou ne s'endort pas, la cause est le plus souvent liée à une inadéquation entre le rythme imposé par les parents et les besoins de l'enfant. La dramatisation des troubles et l'angoisse des parents suffisent souvent à perpétuer le symptôme. Il faut éviter les situations d'inquiétude ou d'excitation le soir : jeux bruyants ou trop énergiques, environnement agité, fatigue, tension excessive avant le coucher, émissions de télévision tardives ou trop violentes. Les jeux tranquilles, la lecture d'une histoire avant ou après le bain sont d'excellents moyens d'induire le sommeil.

Le plus souvent, l'enfant proteste lorsqu'il est l'heure d'aller au lit. Il est possible d'adoucir ce moment et la séparation qu'il impose en réduisant les bruits dans la maison et en y instaurant une ambiance de calme propice au repos. Ne refusez pas ce qui rassure le jeune enfant, laissez-lui la poupée, le nounours, la veilleuse, le pouce ou le drap à sucer…

Faciliter le réveil

Lorsque l'enfant doit se lever, il ne faut pas le brusquer ou «casser» son sommeil. Les bruits familiaux ambiants, s'ils ne sont pas agressifs, favorisent un réveil en douceur.

Prévoir une sieste

La sieste du début de l'après-midi est indispensable avant trois ans. Elle va disparaître spontanément à un âge très variable, entre trois et sept ans, et c'est naturellement que l'enfant passera à un rythme d'adulte. Chez les enfants qui ne la demandent pas, la sieste obligatoire entraîne une agitation et des réactions agressives. Toutefois, priver de sieste un enfant de cinq ou six ans qui en a encore besoin conduit aux mêmes troubles du comportement. Souvent nécessaire pour compléter la nuit, la sieste sera adaptée aux besoins de l'enfant. Il ne s'agit pas de l'imposer, mais de la favoriser. Une bonne sieste ou une pause au début de l'après-midi est profitable à tous.

LE SOMMEIL DE LA PERSONNE ÂGÉE

Les troubles du sommeil des plus de 60 ans

> il apparaît indispensable de trouver des solutions non médicamenteuses, surtout pour une personne dont le sommeil se fait de plus en plus léger.

Les problèmes d'insomnie, qui touchent une majorité de personnes, se multiplient le plus souvent lorsqu'elles avancent en âge : diverses maladies, un usage accru de médicaments, des modifications biologiques et une hypersensibilité aux changements environnementaux en sont ordinairement les causes. De mauvaises habitudes peuvent aussi avoir des effets néfastes, notamment un manque d'activité durant le jour, des siestes trop longues et une heure de coucher trop devancée par rapport à la moyenne. Avec pour conséquences des difficultés à trouver le sommeil ou un réveil soudain au milieu de la nuit qui se transforme rapidement en insomnie. Pas étonnant que la concentration et les pertes de mémoire, plus fréquentes quand on vieillit, soient amplifiées et que le manque de sommeil entraîne de la somnolence et de l'irritabilité.

Lorsque l'insomnie persiste, la personne sera tentée de recourir à des somnifères et se fera généralement prescrire des benzodiazépines. Ces médicaments ne devraient être pris qu'à très court terme, car un usage prolongé entraîne une dépendance et une tolérance qui se manifeste par une perte d'efficacité avec le temps, et par des symptômes de sevrage à l'arrêt qui vont créer un effet paradoxal en perturbant le sommeil. Sans compter les effets secondaires : amnésie et somnolence durant la période d'éveil.

Compte tenu de ces inconvénients, il apparaît indispensable de trouver des solutions non médicamenteuses, surtout pour une personne dont le sommeil se fait de plus en plus léger. Certaines habitudes peuvent favoriser le sommeil. Boire un verre de lait, une infusion ou une tasse d'eau chaude, ou prendre un bain tiède facilitent l'endormissement. Lorsque le problème de sommeil est dû à une douleur chronique, l'application de chaleur ou de froid sur la région endolorie, l'installation dans une position confortable, le massage de la région sont des mesures appréciées. Voici d'autres trucs qui ont fait leur preuve et qui valent pour tous les insomniaques.

Conseils pour bien dormir aux plus de 65 ans

Faire de l'exercice chaque jour

Les personnes âgées qui mènent une vie plus active et font de l'exercice, même de façon modérée, dorment mieux que celles qui restent inactives. On a en effet constaté que des personnes âgées de 50 à 75 ans souffrant d'une insomnie légère peuvent améliorer la durée et la qualité de leur sommeil en étant plus actives. Les personnes qui pratiquent régulièrement la marche rapide ou la natation s'endorment deux fois plus rapidement et dorment une heure de plus chaque nuit que leurs semblables qui restent inactives.

Écourter les siestes

Il arrive fréquemment que l'oisiveté, la solitude et l'ennui poussent les personnes âgées à faire plusieurs siestes diurnes qui les empêchent de trouver le sommeil la nuit venue. Si leur état de santé ne les y oblige pas et qu'elles n'en éprouvent pas le besoin, il vaut mieux éviter les longues siestes, les écourter ou, dans le mesure où la personne y consent, les supprimer.

Éviter de consommer des stimulants après 14 heures

L'usage d'excitants comme le café, le thé, les boissons à base de cola et le chocolat devrait être soigneusement dosé durant la journée et les insomniaques devraient s'abstenir d'en consommer après 14 h.

Prendre un repas léger le soir

Manger un repas riche en glucides et faible en protéines et en gras stimule la production de mélatonine et de sérotonine, deux hormones qui s'activent dans les centres nerveux et favorisent le sommeil. Au besoin, on prendra une collation légère une heure avant d'aller au lit.

S'accorder au moins deux heures de détente avant le coucher

> Après le repas du soir, il vaut mieux diminuer progressivement les activités et passer à un rythme de détente.

Au cours des heures qui précèdent le coucher, on préférera les exercices de relaxation aux exercices plus intensifs. Après le repas du soir, il vaut mieux diminuer progressivement les activités et passer à un rythme de détente. Une promenade au grand air, des loisirs plus sédentaires comme l'écoute de la musique ou la lecture, les mots croisés ou le scrabble sont à inscrire au programme du soir.

Établir un horaire régulier

Se coucher à la même heure chaque soir ne devrait pas être une corvée lorsqu'on veut profiter d'un sommeil bienfaisant. Cette régularité prédispose à l'endormissement et procure un sommeil plus réparateur.

Aménager la chambre en fonction du sommeil

Un lit muni d'un matelas ferme offre de meilleures garanties de repos. La chambre devrait être choisie dans l'endroit le plus calme de la maison et, si possible, percée d'une ou deux fenêtres garnies de rideaux ou de stores, assurant silence et obscurité. Naturellement, l'absence de bruit s'avère indispensable. Si cette condition semble difficile à obtenir, se munir de bouchons demeure une solution.

Maintenir la chambre à une température convenable

La température dans la chambre ne devrait être ni trop élevée ni trop fraîche. Dans les périodes de canicule, le recours à un appareil de climatisation est presque devenu une nécessité. Si cela n'est pas possible, l'emploi de ventilateurs pourra y suppléer. Par temps chaud, toute personne âgée devrait toujours avoir de l'eau fraîche à sa disposition.

Se lever lorsque le sommeil tarde à venir

Se lever pour faire un peu de lecture demeure l'activité la plus apaisante et la plus propice au sommeil, et s'avère bien plus efficace que de regarder la télévision.

La plupart des spécialistes du sommeil recommandent de ne pas rester au lit lorsque le sommeil ne vient pas. Se lever pour faire un peu de lecture demeure l'activité la plus apaisante et la plus propice au sommeil, et s'avère bien plus efficace que de regarder la télévision.

Au foyer d'accueil

Lorsque la personne âgée vit dans un foyer d'accueil, on tiendra compte d'autres facteurs liés à son état de santé ou à des problèmes relationnels.

Lorsqu'un problème respiratoire gêne le sommeil, on recommande à la personne souffrante de se coucher en position semi-assise, en s'appuyant sur deux oreillers afin de réduire les efforts pour respirer.

Par ailleurs, on sait que l'inactivité ne favorise par le repos mental, mais qu'il constitue au contraire une source de stimulation. Il faut s'assurer que la personne âgée possède suffisamment de ressources autour d'elle pour se distraire et conserver actives toutes ses facultés mentales. Les soucis que les personnes âgées se font à propos de leur famille, le désœuvrement auquel elles sont soumises, le chagrin consécutif à la perte d'un être cher, la peur de la mort, le rappel de souvenirs malheureux sont des sentiments qui tiennent souvent beaucoup de place sur l'oreiller.

Il importe de se montrer attentif à toutes les manifestations de stress et d'aider la personne à s'adapter à sa situation en lui donnant l'occasion d'exprimer ses peurs, ses émotions et ses frustrations.

Des moyens de détente peuvent aussi lui être suggérés :

- au coucher, prendre de grandes respirations profondes durant 1 ou 2 minutes;
- faire des exercices de relaxation ou de méditation;
- pratiquer la visualisation ou des exercices de yoga;
- prier, la prière constituant une activité apaisante pour plusieurs.

La méthode Fichten-Libman

Au lieu de chercher à augmenter les heures de sommeil des insomniaques, Catherine S. Fichten et Eva Libman ont accordé leur attention à ces mauvais dormeurs aux prises avec de pénibles perturbations du sommeil mais qui s'en plaignaient moins que d'autres.

Ces conseils sont judicieux et ont aidé bon nombre de personnes âgées à améliorer la qualité de leur sommeil. Mais des recherches récentes ont apporté un éclairage nouveau sur les manières de soulager les insomniaques âgés. Pendant six ans, des chercheuses québécoises, Catherine S. Fichten, du collège Dawson, et Eva Libman, de l'université Concordia, ont mené une enquête afin de distinguer ce qui différencie les «bons» dormeurs des insomniaques, une question encore peu explorée. Il s'agissait de trouver une thérapie qui puisse aider les «mauvais» dormeurs à gérer leurs problèmes de sommeil sans médicaments.

Ce qu'elles ont découvert va à l'encontre des croyances selon lesquelles l'insomnie des personnes âgées serait causée par leur mode de vie et leurs habitudes de sommeil, qu'il s'agisse des horaires irréguliers consécutifs à la retraite, des siestes diurnes, de l'habitude de ce coucher tôt ou de la consommation de café et d'alcool. Selon leur enquête, tous ces paramètres se retrouvaient chez les bons dormeurs autant que chez les «mauvais». Ce dont elles se sont rendu compte, en revanche, c'est que les différences entre les deux types de dormeur étaient davantage liées à la personnalité et à l'adaptation psychologique de chacun, c'est-à-dire à l'anxiété quotidienne, à la tension, à la dépression et aux états d'âme préoccupants.

Autre découverte, les dormeurs insomniaques se divisaient en deux camps : les dormeurs fortement perturbés par leur insomnie et ceux que cet état de veille forcée ne dérangeait pas ou presque pas. Leurs considérations sur ce dernier groupe, ceux qui s'accommodent bien de la légèreté de leur sommeil, ces «insomniaques heureux» si l'on peut les appeler ainsi, sont ce qui leur a permis d'élaborer une nouvelle approche thérapeutique. Au lieu de chercher à augmenter les heures de sommeil des insomniaques, elles ont accordé leur attention à ces mauvais dormeurs aux prises avec de pénibles perturbations du sommeil mais qui s'en plaignaient moins que d'autres. Et elles ont eu la brillante idée d'imaginer un traitement axé sur une meilleure qualité du temps passé à attendre le sommeil. Pour meubler les angoissantes heures vides pendant lesquelles les personnes se retournent sans cesse dans leur lit, elles ont remis aux deux groupes de dormeurs des cassettes où l'on faisait la lecture d'un roman et d'autres donnant des exercices de relaxation. Elles cherchaient surtout à bloquer les pensées négatives qui accompagnent l'insomnie tout en souhaitant modifier la perception de la durée de l'éveil.

Leurs tentatives furent couronnées de succès. Au bout de deux semaines de ce traitement, les «mauvais» dormeurs avaient amélioré leur repos. L'intervention, de type cognitif-behavioral, est simple, efficace et les résultats ont montré des effets durables quelle que soit la nature de la cassette écoutée. Un an et demi après avoir suivi la méthode, les personnes âgées à l'étude avaient toutes des remarques positives à l'égard de cette thérapie qui avait amélioré leurs nuits. Cette méthode Fichten-Libman est sur le point de passer à l'étape de l'application. Les chercheuses préparent un guide où elles proposeront aux personnes âgées «différents types de thérapies qui les aideront à composer avec leurs troubles du sommeil au lieu de les subir».

LES INSOMNIES OCCASIONNELLES

Le décalage horaire

> Les effets du décalage horaire sont plus marqués chez les voyageurs qui vont vers l'est et augmentent avec l'âge.

Le terme «syndrome du décalage horaire» fait référence aux multiples symptômes physiques et psychologiques associés à la traversée rapide de fuseaux horaires. Ces symptômes sont dus à la perturbation du rythme circadien et du cycle du sommeil.

Même si la majorité des voyageurs qui traversent plusieurs fuseaux horaires peuvent éprouver divers malaises, ceux-ci varient d'une personne à l'autre. Ces symptômes se manifestent ordinairement par de la fatigue, de la somnolence diurne, un manque de concentration, des maux de tête et des problèmes de sommeil. La mauvaise humeur, l'irritabilité et les malaises gastro-intestinaux sont fréquents, ainsi qu'une baisse des facultés cognitives et des performances physiques.

Les effets du décalage horaire sont plus marqués chez les voyageurs qui vont vers l'est et augmentent avec l'âge. De plus, le stress généré par le voyage lui-même peut s'ajouter à ces symptômes.

Comment prévenir et atténuer les effets du décalage horaire

Avant le départ

Malgré la frénésie des préparatifs, efforcez-vous de bien vous reposer avant de partir. Vous pouvez tenter de modifier votre heure de coucher en la décalant d'une demi-heure chaque jour, mais ce n'est pas pratique.

Pendant le vol

- Dès que vous êtes dans l'avion, réglez votre montre à l'heure de la destination.
- Buvez beaucoup de liquide au cours du trajet, surtout de l'eau.
- Abstenez-vous de boire de l'alcool et du café, évitez les boissons contenant du cola.
- Mangez très légèrement, car les repas sont rapprochés à bord d'un avion. Une modification dans l'horaire des repas peut d'ailleurs faciliter l'adaptation à un autre fuseau horaire.
- Si vous êtes tenté de prendre des somnifères, rappelez-vous qu'ils peuvent affaiblir vos capacités cognitives et motrices. Consultez votre médecin si vous jugez qu'ils sont indispensables, il pourra vous conseiller.

À l'arrivée

- Si vous vous déplacez vers l'est, le premier soir prenez un somnifère léger, car il vous faudra avancer le cycle. Le matin stimulez l'état de vigilance, prenez une douche, exposez-vous à la lumière.
- À l'inverse, si vous vous déplacez vers l'ouest, il faut retarder le cycle. Dans l'après-midi, prenez une ou deux tasses de café, et le soir restez exposé à la lumière, retardez l'heure du coucher. Le matin, protégez-vous de la lumière vive, par exemple en portant des lunettes de soleil.
- Sur place, adoptez immédiatement les horaires du pays d'accueil.
- Adaptez-vous au rythme, mais aussi à l'alimentation.
- Évitez de trop manger, prenez vos repas aux heures locales en portant attention au petit-déjeuner. Prenez

des repas riches en protéines durant la journée et riches en glucides le soir.

- Limitez votre consommation d'excitants; évitez le tabac, l'alcool et le café.
- Exposez-vous au soleil, sans excès, et restreignez votre activité physique pendant les premières 24 heures.
- Si vous éprouvez des épisodes de fatigue intense, faites de courtes siestes d'une vingtaine de minutes au maximum, car elles pourraient dérégler votre cycle de sommeil si vous les prolongez.

Les travailleurs de nuit

> On estime que seulement 10 % des travailleurs de nuit parviennent à s'adapter parfaitement et à mener une vie heureuse.

Parce que nous sommes des animaux diurnes, notre horloge biologique nous envoie d'incessants messages dans le but de nous tenir éveillés durant le jour. Le sommeil de jour n'est pas naturel, c'est la raison pour laquelle les travailleurs de nuit se plaignent de mal dormir durant la journée. Ce sont les rythmes cicardiens qui régissent certains de nos réflexes comme le repos, l'activité, le changement de température du corps et ainsi de suite. Un travailleur de nuit doit forcément inverser ces rythmes.

L'adaptation à de tels changements varie d'une personne à l'autre, mais bien peu réussissent à atteindre un renversement complet de leur horloge biologique. La plupart reviennent à un horaire de jour durant leurs journées de congé et la petite adaptation que leur horloge biologique a pu effectuer auparavant est ainsi annulée. Il faut dire que les conditions de l'environnement, les amis et les proches qui suivent un horaire diurne vont les inciter à reprendre ce rythme plus naturel. On estime que seulement 10 % des travailleurs de nuit parviennent à s'adapter parfaitement et à mener une vie heureuse. Ce sont ordinairement des «oiseaux de nuit» qui ont une propension à aller au lit et à se réveiller à des heures tardives. À l'autre extrême, les lève-tôt, qui constituent 20 % des travailleurs de nuit, ne peuvent supporter ces changements, se montrent incapables de dormir le jour et sont forcés de chercher un autre travail.

Entre les deux, les autres y arrivent avec plus ou moins de difficultés. Il n'est certes pas facile de s'abandonner au sommeil lorsque le soleil brille à l'extérieur. De plus, le sommeil de jour n'est pas aussi réparateur que le sommeil de nuit. Sa qualité est altérée, sa quantité aussi. Les travailleurs de nuit dorment moins qu'ils en ont besoin, ce qui entraîne de la fatigue et peut influencer leur humeur sans compter plusieurs fonctions du corps. Ils se plaignent principalement de troubles digestifs et d'irritabilité. Il a d'ailleurs été démontré que le travail de nuit accentue les facteurs de risque de maladies cardiovasculaires associés au fait de fumer, de ne pas faire d'exercice et de souffrir d'obésité.

Si vous êtes forcé de travailler la nuit, voici quelques conseils utiles :

- Maintenez l'ordre de vos activités, travaillez, mangez et divertissez-vous à heures fixes.
- Dormez, faites du sommeil votre priorité et ne laissez rien passer avant lui.
- Dormez à des heures régulières afin de créer une routine de sommeil.

- Pour profiter d'un sommeil plus réparateur, maintenez un bruit de fond régulier qui saura masquer les bruits ambiants, par exemple un climatiseur ou un ventilateur l'été, un humidificateur l'hiver.
- Débranchez le téléphone et procurez-vous un répondeur.
- Garnissez vos fenêtres de stores ou de rideaux opaques, et couchez-vous dans une pièce sombre et tranquille.
- Interdisez-vous de dormir durant vos pauses pour mieux vous endormir le matin venu.
- Ne consommez ni alcool ni caféine cinq heures avant d'aller au lit.
- Ne consommez pas de somnifères, prenez plutôt une infusion de camomille ou de tilleul.
- Au cours des changements de quart de travail, choisissez une rotation vers l'avant : le jour vers le soir, le soir vers la nuit, la nuit vers le jour.

Alimentation

Parce que la digestion s'effectue lorsque nous dormons, l'estomac est plus actif la nuit. Selon des chercheurs, un sommeil perturbé peut augmenter les risques d'ulcère, de problèmes digestifs, de brûlures d'estomac et d'altérations de la muqueuse gastrique. Il arrive aussi que les travailleurs de nuit se plaignent de prendre du poids. Lorsque le corps lance des signaux d'alarme, il faut les écouter.

- Buvez beaucoup d'eau.
- Mangez régulièrement, trois repas par jour, et prenez des collations légères.
- Pendant la nuit, évitez les mets gras et épicés ou lourds à digérer.

→ Apportez des collations saines au travail afin de résister aux tentations des machines distributrices.

Les recherches vont bon train pour trouver des moyens d'adapter l'horloge biologique à un horaire inversé. Ces expérimentations comprennent l'exposition à une lumière vive, l'administration de mélatonine et un programme régulier d'exercice. Les données de ces études laissent entendre que de tels traitements pourraient être efficaces, bien qu'elles n'aient pas encore été appliquées à des travailleurs de nuit.

LES INSOMNIES CHRONIQUES

La thérapie comportementale

Une étude québécoise récente a révélé que plus de 70 % des personnes qui consultent un psychologue pour traiter leur insomnie retrouvent un sommeil réparateur.

La thérapie comportementale est une forme de thérapie de courte durée. Pour traiter l'insomnie, on cherche à modifier certains comportements et habitudes de sommeil, par exemple les heures de lever et de coucher, de même que les facteurs de stress et les attitudes ou idées que les gens entretiennent à l'égard du sommeil.

Une étude québécoise récente a révélé que plus de 70 % des personnes qui consultent un psychologue pour traiter leur insomnie retrouvent un sommeil réparateur. Et pour une majorité d'entre eux, ce traitement permet d'abandonner le recours aux somnifères. Dans le cadre cette étude, 76 hommes et femmes qui souffraient depuis 20 ans d'insomnie non liée à d'autres maladies ont vu la qualité et la durée de leur sommeil s'améliorer au bout de seulement dix semaines de traitement. La grande majorité ont mis la moitié moins de temps à s'endormir qu'avant le programme et la fréquence de leurs réveils nocturnes a été réduite de moitié.

Pourtant, les personnes qui souffrent d'insomnie attendent environ dix ans avant de consulter. Le psychologue Charles Morin explique cette lenteur par la difficulté qu'a l'insomniaque de reconnaître «qu'il a perdu un élément important de sa vie». Selon lui, les gens pensent souvent que la médication est leur seul recours, tandis que d'autres ont tendance à sous-estimer leur problème. Il semble qu'on accorde peu de sympathie aux gens qui se plaignent d'insomnie.

Les suppléments naturels

La mélatonine

> Bon nombre d'études ont montré que des suppléments de mélatonine ont des effets bénéfiques sur les personnes souffrant d'insomnie.

Nous avons vu que bon nombre de fonctions biologiques sont régulées par les rythmes circadiens, notamment la température du corps, la tension artérielle ainsi que la sécrétion d'hormones. La mélatonine, hormone sécrétée par le corps pinéal et associée à la sérotonine, intervient dans la régulation physiologique. Or, sa sécrétion est inhibée par l'exposition à la lumière, ce qui signifie qu'elle est plus abondante la nuit, pendant le sommeil donc, que le jour. Au cours des dernières années, les chercheurs se sont intéressés au rôle de la mélatonine dans la réduction des symptômes du décalage horaire, avec des résultats plutôt concluants.

Parce qu'elle est la régulatrice des cycles d'éveil et de sommeil, lorsque ceux-ci sont perturbés, il est nécessaire de recourir à des suppléments pour rétablir l'équilibre. Bon nombre d'études ont montré que des suppléments de mélatonine ont des effets bénéfiques sur les personnes souffrant d'insomnie, notamment en raison de changements d'horaire, de handicaps physiques ou mentaux. D'autres recherches ont révélé qu'elle peut améliorer la qualité et la durée du sommeil, autant celui de personnes âgées et d'enfants, que de personnes atteintes d'acouphènes ou de la maladie d'Alzheimer. C'est pourquoi on appelle la mélatonine «l'hormone du sommeil».

La prise de mélatonine une heure avant le coucher favoriserait l'endormissement et améliorerait la qualité du sommeil des personnes ayant subi un décalage horaire. Elle serait aussi efficace chez certains insomniaques, dont le rythme veille-sommeil n'est plus synchronisé sur 24 heures. On l'a également utilisée avec succès pour traiter certaines insomnies des personnes âgées et une molécule semble sur le point d'être commercialisée. Cependant, malgré des résultats encourageants venant d'expérimentations animales, rien n'est venu confirmer les effets antivieillissement de la mélatonine sur l'être humain.

Même si la mélatonine n'est pas encore homologuée par Santé Canada, cela pourrait bien changer avec la mise en vigueur de la nouvelle réglementation sur les produits de santé naturels. Pour traiter les troubles du sommeil, une société pharmaceutique a mis au point un produit contenant 3 mg de mélatonine. Ce serait le premier médicament à base de mélatonine disponible au Canada. Les Canadiens n'ont toutefois pas attendu ce produit pour en consommer, car ils sont nombreux à s'approvisionner chez leurs voisins du sud où elle est en vente libre.

Posologie

Dans les cas d'insomnie légère, prenez de 0, 3 mg à 5 mg à l'heure du coucher.

Le 5-HTP

> Un supplément de 5-HTP peut restaurer les niveaux de sérotonine et agir efficacement pour réguler l'anxiété, la dépression ou l'insomnie.

Selon des recherches récentes, le 5-HTP serait efficace pour traiter l'insomnie. Cette substance se définit comme un acide aminé que produit l'organisme à partir d'un autre acide aminé, le tryptophane, dont on trouve une concentration dans les aliments protéinés tels la viande et la volaille, le poisson, les légumineuses, les noix et les produits laitiers. Dès que cette substance est absorbée par l'organisme, elle se transforme en sérotonine, un neurotransmetteur responsable de fonctions essentielles tels le sommeil, l'appétit, la mémoire, l'apprentissage, le comportement sexuel et l'humeur.

On extrait le 5-HTP d'une plante curative africaine, la *Griffonia simplicifolia*, dont les graines renferment une quantité qui varie de 3 % à 7 %. Un supplément de 5-HTP peut restaurer les niveaux de sérotonine et agir efficacement pour réguler l'anxiété, la dépression ou l'insomnie. Les circuits nerveux de la sérotonine servent également à contrecarrer l'influence de deux autres neurotransmetteurs qui ont des effets très importants dans le cerveau : la dopamine et la noradrénaline, lesquelles ont tendance à promouvoir la peur, la colère, l'agressivité, la violence, l'anxiété et les troubles du sommeil. Quand on sait que bon nombre de personnes souffrent de déficience en sérotonine, on comprend d'autant mieux le taux élevé de dépressions. Parce qu'il agit également sur l'humeur, plusieurs considèrent le 5-HTP comme une solution de rechange aux antidépresseurs comme le Paxil® ou le Prozac®.

Posologie
500 mg, 3 fois par jour.

Précautions
On recommande d'opter pour des dosages peu élevés et de ne pas prolonger les traitements, surtout parce que l'on soupçonne que l'organisme peut développer une tolérance au produit.

L'absence de données toxicologiques ne permet pas de le conseiller aux femmes enceintes ou aux femmes qui allaitent.

Contre-indications
Les effets de prises simultanées de 5-HTP et de millepertuis ou d'autre antidépresseurs naturels n'étant pas connus, les médicaments ne devraient y être associés qu'avec l'autorisation du médecin.

Interaction avec des médicaments
Les inhibiteurs du recaptage de la sérotonine (ISRS) et le carbidopa font augmenter la concentration de sérotonine dans le cerveau, ce qui pourrait intensifier les effets du 5-HTP.

Les compléments alimentaires

> Les oligo-éléments sont indispensables au bon fonctionnement de l'organisme.

Les minéraux, qui entrent dans la composition de tous les tissus de l'organisme, se retrouvent en abondance dans certaines structures tels les os, les dents, les ongles et, dans une moindre mesure, les muscles ou le sang. Certains de ces minéraux sont présents en grandes quantités, chlore, soufre, fluor, iode, sodium, potassium, calcium, fer et magnésium, tandis que d'autres, zinc, cuivre, silicium ou rubidium, ne le sont qu'en quantités infimes. Ces derniers, les oligo-éléments, sont toutefois indispensables au bon fonctionnement de l'organisme.

L'alimentation devrait pouvoir combler nos besoins en oligo-éléments, mais certains engrais chimiques employés dans l'agriculture appauvrissent les sols ou détruisent une bonne partie de ces nutriments lorsqu'ils arrivent sur nos tables. De plus, les procédés que nous employons pour les préparer ne font guère mieux, l'épluchage et la cuisson leur enlevant une grande partie de leurs propriétés. Ce qui devrait nous faire réfléchir et nous inciter à manger de plus en plus d'aliments frais et non dénaturés.

Parmi les oligo-éléments indispensables au bon fonctionnement du cerveau et du système nerveux, mentionnons le rubidium et le magnésium.

Le rubidium

Cet oligo-élément stimule la sécrétion de sérotonine, une substance qui intervient dans les troubles de l'humeur. De nombreuses recherches ont révélé qu'il contribue à combattre le stress et à dissiper la dépression légère et les insomnies qui y sont associées. Parce qu'il active la production de sérotonine, l'hormone de la sérénité, il permet une relaxation qui favorise le sommeil.

Le magnésium

Cet autre oligo-élément de la détente nerveuse est un véritable calmant naturel. Il participe à la décontraction musculaire, permet le bon fonctionnement des nerfs, notamment au niveau du cerveau, et aide à réguler le rythme cardiaque.

Sources naturelles
Les aliments riches en magnésium sont le cacao, les légumineuses et les céréales complètes.

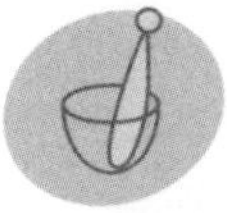

Posologie
Comme supplémentation modérée en magnésium, une dose de 100 à 200 mg par jour convient et n'a pas d'effets indésirables.

Les plantes qui favorisent le sommeil

Y a-t-il des problèmes de santé qu'on ne peut traiter par les plantes ? Il semble bien que non, car plusieurs végétaux peuvent aider à trouver le sommeil. Voici celles dont la réputation ne fait plus de doute, même auprès de la communauté scientifique.

L'aubépine – Crataegus oxyacantha

> L'aubépine contient des flavonoïdes
> qui permettent d'abaisser
> le taux de cholestérol.

Originaire d'Europe et d'Asie, l'arbuste s'est répandu dans toutes les régions de l'hémisphère Nord où il pousse à la lisière des forêts. L'aubépine, un antispasmodique reconnu, atténue les problèmes de rythme cardiaque. Elle contient des flavonoïdes qui s'apparentent à ceux du raisin, dont les vertus antioxydantes permettent d'abaisser le taux de cholestérol. Elle est particulièrement recommandée en cas de stress et d'angoisse pour son action sédative, propice au sommeil.

Posologie

Faites infuser 2 g (environ 1 c. à thé) de fleurs durant 10 minutes.

La camomille allemande – Matricaria recutita

Cette plante contient de l'apigénine, un bioflavonoïde reconnu pour ses effets bénéfiques, notamment sur les problèmes nerveux et l'insomnie. On croit que l'apigénine possède des composantes similaires aux ingrédients actifs que contiennent des médicaments synthétiques comme le Valium et l'Halcyon, ce qui expliquerait ses effets sur le système nerveux. La camomille allemande a été reconnue par l'Organisation mondiale de la santé pour soulager l'agitation nerveuse et l'insomnie mineure.

Posologie

Faites infuser 3 g (1 c. à soupe) de fleurs séchées dans 150 ml d'eau bouillante pendant 5 à 10 minutes. Buvez de trois à quatre fois par jour. On estime qu'une dose quotidienne de 24 g ne présente aucun danger.

Le jujubier – Zizyphus jujuba

Le jujubier est un arbre fruitier originaire d'Asie et d'Afrique du Nord poussant sur plusieurs types de sols. Ses graines sont utilisées en médecine traditionnelle chinoise (MTC) pour traiter les troubles d'insomnie. Aucune étude clinique n'ayant été effectuée pour en prouver l'efficacité, il est recommandé de consulter un praticien dûment formé en MTC avant de l'essayer.

La lavande – Lavandula

> Quelques gouttes d'huile essentielle de lavande mélangées à de l'huile d'amande font une excellente huile à massage qui aide à se détendre et à trouver le sommeil.

On recommande la fleur de lavande pour traiter l'insomnie, que ce soit sous sa forme séchée ou en huile essentielle. Quelques gouttes d'huile essentielle de lavande mélangées à de l'huile d'amande font une excellente huile à massage qui aide à se détendre et à trouver le sommeil.

Posologie

Faites infuser 1,5 g (1 c. à 2 c. à thé) de fleurs séchées dans 150 ml d'eau bouillante pendant 5 à 10 minutes. Vous pouvez boire jusqu'à 3 tasses par jour, au besoin. Pour combattre l'insomnie, buvez-en 1 tasse avant d'aller au lit.

Versez de 1 à 4 gouttes d'huile essentielle sur un carré de sucre ou mélangées à 1 c. à thé de miel et avalez avant d'aller au lit.

Prenez de 20 à 40 gouttes de teinture-mère avant le coucher.

Le lotier corniculé – Lotus corniculatus

Cette plante est particulièrement efficace pour calmer les excitations nerveuses lors des périodes d'examens ou de stress. Très douce, elle apaise l'anxiété, et lutte contre les angoisses et les insomnies.

Posologie

Préparez une décoction en plongeant 3 g (1 c. à soupe) de plantes dans 1 tasse d'eau et laisser bouillir quelques minutes.

La mélisse – Melissa officinalis

> Les phytothérapeutes conseillent souvent la mélisse en association avec la valériane pour traiter l'insomnie légère.

Cette plante, qu'on utilise aussi en cuisine, est depuis longtemps employée sous forme d'infusion pour soigner les troubles légers du système nerveux, notamment l'agitation et l'insomnie. Les phytothérapeutes conseillent souvent la mélisse en association avec la valériane pour traiter l'insomnie légère.

Posologie

Faites infuser de 1,5 g à 4,5 g de feuilles séchées de mélisse dans 250 ml (1 tasse) d'eau bouillante, et prenez de deux à trois fois par jour, puis au coucher.

Bain à l'huile essentielle

Massez doucement les tempes avec quelques gouttes d'huile essentielle ou mélangez 10 gouttes d'huile essentielle avec un peu de savon liquide, ce qui augmentera sa dilution dans l'eau, et versez dans une baignoire à moitié remplie.

La passiflore – Passiflora incarnaté

> La passiflore facilite l'endormissement et procure un sommeil réparateur.

Cette plante grimpante, qu'on appelle aussi fleur de la passion, est originaire des régions tropicales et subtropicales des Amériques. Longtemps utilisée contre la dépression et l'insomnie, cette plante est en Allemagne un sédatif agréé et recommandé pour traiter les cas d'insomnie légère et d'anxiété. Elle facilite l'endormissement et procure un sommeil réparateur.

Posologie

Préparez une décoction en plongeant 3 g (1 c. à soupe) de plantes dans 1 tasse d'eau et laisser bouillir 2 minutes.

Précautions

- On la déconseille aux femmes enceintes et à celles qui allaitent.
- La passiflore pourrait augmenter l'effet des plantes à action anticoagulante ou antiplaquettaire comme l'angélique, l'anis, l'arnica, le boldo, la camomille, la grande camomille, l'ail, le ginkgo, le ginseng et le saule.
- Elle pourrait également augmenter l'effet de plantes calmantes ou sédatives comme le houblon, la valériane, la camomille, la mélisse, le kava et le millepertuis.
- La passiflore pourrait augmenter l'effet des barbituriques, des calmants, des sédatifs et des inhibiteurs des antidépresseurs.

Le schizandra – Schisandra chinensis

Cette plante, liane odorante qui s'enroule autour des arbres, produit des fleurs blanches fournissant des grappes de petites baies rouges. Elle est originaire de Chine où elle pousse en abondance et croît également en Russie. Traditionnellement, les baies étaient utilisées dans les pharmacopées russe et chinoise pour soulager diverses affections ainsi que l'insomnie. Parce que les baies du schizandra sont souvent employées avec d'autres plantes, il est difficile d'en évaluer l'efficacité selon nos critères occidentaux.

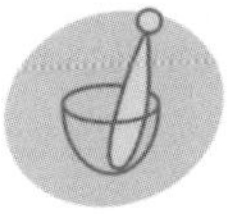

Posologie

Cette plante est proposée sous formes de baies séchées à prendre en décoction, d'extrait liquide, d'extrait solide ou de teinture-mère. Il est conseillé de consulter un praticien dûment formé en médecine traditionnelle chinoise pour obtenir un traitement.

Le tilleul – Tilia

> Le bain aux fleurs de tilleul est réputé pour soigner la fatigue nerveuse, l'insomnie et l'anxiété.

Autre recette qui a fait ses preuves : l'infusion de fleurs de tilleul, à l'effet sédatif et calmant. Il ne faut pas confondre avec la décoction, qui consiste à faire bouillir le tilleul dans l'eau. En décoction, d'autres composantes de la même plante sont activées, les flavonoïdes, qui ont pour but de fluidifier le sang. La différence d'effet est importante et ne tient qu'à quelques minutes d'ébullition en plus.

Précautions
On recommande de ne pas abuser des infusions, car un excès peut produire l'effet inverse.

Bain aux fleurs de tilleul
Ce bain est réputé pour soigner la fatigue nerveuse, l'insomnie et l'anxiété. On dit qu'il fait des merveilles auprès d'enfants irritables ou hyperactifs.

Préparez d'abord une infusion en plongeant dans 1 litre d'eau bouillante 1 1/2 tasse de fleurs. Filtrez et ajoutez cette infusion à l'eau du bain.

La valériane – Valeriana officinalis

Plante originaire d'Europe et d'Asie du Nord, la valériane s'est rapidement installée un peu partout, y compris en Amérique du Nord. Plusieurs études cliniques ont été effectuées au cours de dernières années, révélant qu'elle était plus efficace que certains somnifères, calmants ou hypnotiques de synthèse. Autre avantage, les extraits de la plante, qu'ils soient pris en infusion ou en teinture-mère, ne produisent aucun effet indésirable. Toutefois, de fortes doses absorbées pendant plusieurs années peuvent susciter un phénomène de sevrage en cas d'arrêt soudain.

Posologie
Faites infuser 2 à 3 g de racines, fraîches ou séchées, dans 1 tasse d'eau bouillante pendant 10 à 15 minutes. Sucrez avec un peu de miel et prenez plusieurs fois par jour.

Prenez de 1 ml à 3 ml (1/2 à 1 c. à thé) de teinture-mère, une à plusieurs fois par jour.

Vous pouvez également prendre un bain thérapeutique en plongeant 100 g de racines séchées dans une baignoire bien remplie.

Bain relaxant
Infusez 100 g de racines séchées dans 2 litres d'eau bouillante et ajoutez à l'eau bien chaude.

DES TECHNIQUES NATURELLES

Depuis toujours, les êtres humains ont recherché des compléments à la médecine officielle : des «remèdes de bonne femme» jusqu'aux techniques plus ou moins fiables des guérisseurs, on a proposé des moyens naturels de soulager les douleurs et de traiter les maux. En l'espace de quelques années, les techniques inspirées de méthodes ancestrales ont refait leur apparition et acquis une faveur populaire. Plusieurs de ces techniques ont fait leur preuve pour traiter l'insomnie et méritent la place que nous leur accordons dans ces pages.

L'acupuncture

Cette technique de la médecine chinoise millénaire permet la libre circulation des énergies dans le corps. Les petites aiguilles peuvent agir avec efficacité en cas d'insomnie. En effet, plusieurs professionnels de la santé, se fondant sur une étude récente, admettent que l'acupuncture serait efficace pour traiter l'insomnie, l'étude ayant révélé un taux de succès de 90,3 %. Quel que soit le problème, deux séances à raison d'une par semaine suffisent, en général, à la personne traitée pour retrouver le sommeil.

L'auto-hypnose ou autosuggestion

> Les personnes qui parviennent à contrôler le cours de leurs pensées inconscientes peuvent influencer leur physiologie et se rendre insensibles à la douleur ou modifier leur perception du chaud et du froid.

L'auto-hypnose est une pratique dont nous faisons tous l'expérience : nous sommes dans un état mental de relaxation et de moindre vigilance au cours duquel nous cessons volontairement de diriger nos pensées pour nous mettre en contact avec notre subconscient, nos émotions profondes et les idées que nous écartons ordinairement parce qu'elles nous semblent superflues. Dans cet état où notre résistance à la suggestion est affaiblie, nous pouvons nous convaincre nous-mêmes de la réalité de nos fantasmes ou de la justesse de notre intuition.

C'est un état qui se rapproche de l'hypnose dirigée, qui arrive à persuader les gens de la réalité de visions, de bruits et d'odeurs. Les mystiques qui affirment voir une lumière surnaturelle ou des personnages irréels vivent des situations de transe semblables. Les personnes qui parviennent à contrôler le cours de leurs pensées inconscientes peuvent modifier leur physiologie et se rendre insensibles à la douleur ou modifier leur perception du chaud et du froid.

La digitopuncture

La digitopuncture est une technique manuelle, qu'on appelle aussi «acupuncture sans aiguilles»[1], qui consiste à stimuler les points d'acupuncture d'une simple pression des doigts. Bien que les chercheurs aient tardé à évaluer l'efficacité de cette technique, une étude a conclu qu'elle aurait pour effet d'améliorer la qualité et la durée du sommeil.

Traitement
Expirez puis inhalez afin de recevoir un nouveau souffle lorsque vous appliquez vos doigts sur la région à traiter. À l'aide de l'index et de l'annulaire, appuyez sur le creux à l'arrière de la tête, à la base du crâne, pendant quelques minutes. Faites cet exercice plusieurs fois par jour et lorsque vous allez vous mettre au lit.

L'homéopathie

Pour traiter les insomnies passagères, l'homéopathie peut se révéler aussi efficace que les somnifères sans entraîner d'effets secondaires. Le plus souvent, les troubles passagers du sommeil sont liés à une accumulation de tension nerveuse ou à l'hyperactivité. L'homéopathie, parce qu'elle exerce une action régulatrice sur le système nerveux, traite efficacement les états anxieux associés aux troubles du sommeil. Elle donne de meilleurs résultats lorsqu'il s'agit d'une insomnie récente et non habituelle. On peut choisir le remède en fonction des symptômes les plus manifestes, mais il vaut mieux consulter un homéopathe, surtout si l'insomnie tarde à passer ou qu'elle s'aggrave.

1. Plusieurs termes désignent aussi cette technique : digipuncture, digitopression, manupuncture, manupression, acupression. Ce dernier terme est toutefois incorrect sur le plan étymologique puisque «acu» signifie «aiguille».

Traitement
Pour traiter une insomnie légère, lorsque votre esprit a tendance à être préoccupé, prenez une dose de 30 CH de *Coffea.* Toutefois, si vous vous sentez agité et que vous avez trop chaud puis trop froid, prenez la même dose de *Pulsatilla.* Si vous avez peur de ne pas trouver le sommeil, essayez plutôt *Ignatia.*

L'hypnose

L'hypnose éricksonienne
se sert d'un langage symbolique pour
guider le sujet à travers son inconscient
et l'amener à trouver lui-même
des solutions à ses problèmes.

C'est en court-circuitant les processus mentaux que l'hypnose permet d'atteindre l'inconscient. Elle peut faire ressurgir des traumatismes subis durant l'enfance, ce qui aurait pour effet de les dissiper graduellement. Deux techniques peuvent être utilisées. La première se base sur la suggestion : face à l'hypnotiseur, le sujet entend les injonctions verbales de celui-ci et s'y soumet. Cette technique se fonde sur l'idée que la suggestion de guérir peut guérir.

La deuxième est l'hypnose éricksonienne, qui sollicite la participation active du sujet. Le thérapeute se sert d'un langage symbolique pour guider le sujet à travers son inconscient et l'amener à trouver lui-même des solutions à ses problèmes. Celui-ci est plongé dans un état de relaxation profonde au cours duquel il va pouvoir s'exprimer librement.

On utilise de plus en plus l'hypnose en médecine et en psychothérapie pour lutter contre la douleur ou libérer les personnes qui le désirent de mauvaises habitudes ou dépendances liées au tabac ou aux drogues, en vue de régler divers problèmes dont l'insomnie.

La massothérapie

En plus de stimuler les nerfs et d'accélérer la circulation sanguine, les massages favorisent le relâchement des muscles et augmentent la vitalité. Ils aident à libérer les tensions physiques et mentales, et prédisposent au sommeil.

Technique d'auto-massage
Choisissez une huile à base de lavande, cette plante contribue à relâcher l'anxiété davantage qu'un simple massage. Pour ce faire, il suffit de déposer 5 ou 6 gouttes d'huile essentielle de lavande dans environ 1/4 de tasse d'huile d'amande. Lubrifiez vos mains avec cette huile et massez-vous légèrement les épaules et le cou. Frictionnez l'épaule gauche avec la main droite et inversement. Pendant une dizaine de minutes, continuez à vous masser à l'aide de mouvements lents et doux, de manière à détendre vos muscles.

La relaxation

> Les meilleurs moments du jour pour s'adonner à la relaxation sont le matin et le soir.

La relaxation est un traitement thérapeutique naturel à la portée de tous. Elle vise à apporter une conscience accrue de son corps et de ses pensées grâce à une décontraction mentale et musculaire. Les diverses techniques que proposent les spécialistes réduisent le tonus par une posture appropriée et apaisent les muscles involontaires, parvenant à réduire ou à dissiper entièrement le stress. Ces méthodes ont pour origine le training autogène, une approche inspirée du hatha yoga et de l'auto-hypnose. Les meilleurs moments du jour pour s'adonner à la relaxation sont le matin et le soir. La durée d'une séance varie entre 10 minutes et 1 heure.

Contre-indications

- Les personnes réfractaires au relâchement parce qu'elles sont trop tendues.
- Les personnes atteintes de pathologies sévères tels la schizophrénie, les psychoses paranoïaques ou des troubles cardiaques graves.
- Les personnes inconscientes qui ne peuvent participer à l'écoute de leurs sensations et pensées.

La personne se place en position assise, sur une chaise, nuque bien droite, ou elle s'allonge par terre, la tête légèrement soutenue et une couverture légère sur le corps. Elle a les yeux fermés, se tient immobile et se concentre sur ses sensations. Pendant les cinq premières minutes, elle se concentre sur sa respiration en inspirant et en expirant lentement et profondément de manière à imprimer au corps un rythme apaisant.

Sans changer de position, elle pratique ensuite la décontraction en passant chacun de ses muscles en revue, des pieds en remontant jusqu'à la tête ou l'inverse, tout en se concentrant sur la décontraction du muscle et en l'abandonnant à la pesanteur. Elle peut s'aider des suggestions suivantes : mes pieds sont lourds, ils s'enfoncent dans le sol, ils sont parfaitement relâchés. C'est ainsi que vont peu à peu s'effacer toutes les tensions musculaires.

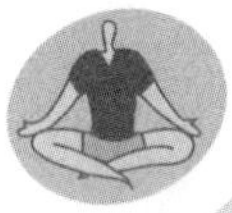

Technique de relaxation

Prenez tout le temps d'entrer en contact avec les sensations que vous éprouvez dans chacune des parties de votre corps, picotements, fourmillements, chaleur ou toute autre sensation que vous ressentez.

Les conditions favorables sont une pièce calme, une semi-obscurité, une température moyenne, des vêtements lâches et confortables, ni trop chauds ni trop légers. Vous pouvez choisir la position allongée, sur le sol ou sur un matelas, les muscles totalement relâchés, bras et jambes écartés suffisamment, comme cela se pratique en yoga; ou encore la position assise, sur une chaise, mais non dans un fauteuil où vous auriez tendance à vous tenir n'importe comment. Tenez-vous droit, sans être tendu, la nuque et la tête bien alignées avec la colonne vertébrale. Relâchez les épaules, posez les mains sur les genoux, maintenez les pieds en contact avec le sol, jambes écartées de la largeur du bassin.

Bien que le silence absolu ne soit pas indispensable, faites ce qu'il faut pour ne pas être dérangé. Éteignez la radio et débranchez le téléphone. Il est préférable de fermer les yeux et d'éviter de bouger, sauf si la position devient inconfortable. Pendant quelques secondes, recentrez-vous sur votre corps et observez votre rythme respiratoire. Faites une sorte de bilan de ce que vous ressentez, physiquement et mentalement, en vous contentant de vous observer. Évitez de chercher à relaxer à tout prix, ce qui pourrait produire l'effet inverse. Ne vous jugez pas mal si vous ne vous sentez pas suffisamment relâché, poursuivez simplement l'exercice.

Commencez par détendre chacune des parties du corps en observant l'ordre suivant : les yeux, les paupières, les sourcils, l'espace entre les sourcils, le front, le cuir chevelu, les ailes du nez, les pommettes, les joues, les oreilles, le menton, les mâchoires, les lèvres. Lorsque le visage est bien relâché, les traits s'apaisent. Vous pouvez ensuite imaginer que la relaxation obéit à ce relâchement du visage et se répand dans le reste du corps, comme le ferait une onde bienfaisante qui gagne progressivement le cou, les épaules, les bras, les coudes, les avant-bras, les poignets, les mains, les doigts. Prenez tout le temps d'entrer en contact avec les sensations que vous éprouvez dans chacune des parties de votre corps, picotements, fourmillements, chaleur ou toute autre sensation que vous ressentez.

Relâchez ensuite tout le dos à partir de la nuque, parcourez par la pensée la colonne vertébrale, vertèbre par vertèbre, en relâchant tous les muscles de part et d'autre, en insistant particulièrement sur la région lombaire. Prenez tout le temps de bien sentir toute la région dorsale.

C'est le moment de relâcher la poitrine, les hanches, la taille et tout le bassin, et d'entrer en contact avec la respiration, sans toutefois la modifier. Contentez-vous de l'observer, de percevoir son rythme, sa présence, les mouvements de la poitrine et du ventre quand vous respirez, et d'apprécier ce moment de calme et de sérénité.

Relâchez le bassin, les fesses et laissez la relaxation gagner les cuisses, les genoux, les mollets, les chevilles, les pieds, les orteils.

Prenez conscience de votre corps dans toutes les subtilités qui le composent et appréciez ce moment de pure détente. Afin d'approfondir davantage cet état, concentrez-vous encore sur votre respiration, sur chaque inspiration, sur chaque expiration. Imaginez que vous relâchez encore plus profondément tous vos membres et laissez aller tout ce qu'il reste de tension. Savourez ce moment tout en demeurant conscient de ce qui se passe, de votre état de bien-être, de votre calme intérieur qui s'est installé dans tout votre être.

Dès que vous le désirez, vous pouvez revenir à votre rythme habituel. Prenez quelques respirations profondes, commencez à bouger lentement en commençant par les membres inférieurs, puis imprimez les mouvements aux membres supérieurs et faites tous les étirements que vous souhaitez en prenant tout votre temps. Puis ouvrez les yeux comme après une bonne nuit de sommeil. Vous devriez vous sentir frais et dispos.

D'autres types de relaxation

La visualisation

Notre pensée se sert davantage d'images que de mots, sans doute parce que nous voyons avant d'apprendre à parler. Mais nos images mentales se composent aussi de toutes sortes de sensations faites d'odeurs, de sons et de goûts. Technique de relaxation simple et efficace, la visualisation a recours à l'imagerie mentale. Elle est utile dans diverses situations, entre autres pour trouver le sommeil.

Technique de visualisation

> Choisissez en imagination un lieu qui vous inspire. Observez-en tous les détails en déclinant toutes les sensations que ce lieu évoque : odeurs agréables, sons apaisants.

Fermez les yeux et respirez profondément. Relâchez toutes vos tensions en recherchant un état de détente agréable.

Lorsque vous avez atteint une détente complète, imaginez-vous dans un endroit calme et paisible où rien ne peut venir vous déranger. Choisissez un lieu qui vous inspire, par exemple à la montagne, dans une forêt ou au bord de la mer. Observez-en tous les détails en déclinant toutes les sensations que ce lieu évoque : odeurs agréables, sons apaisants. Essayez de vivre ce moment en étant tout près de ce qu'il vous inspire.

Ce court voyage mental devrait vous apporter une sensation de bien-être. Après cette pause, vous devriez vous sentir paisible, libéré de vos préoccupations et prêt à plonger dans le sommeil.

La musicothérapie

Cette technique thérapeutique transpose le processus de visualisation dans un contexte musical : les instruments de musiquent suggèrent des images apaisantes de cours d'eau dans un paysage vespéral ou des chants d'oiseau qui évoquent les arbres, le passage des saisons... Soutenue par la musique, la personne se libère de ses tensions psychiques et corporelles dues à l'hyperactivité, au bruit et au stress afin de retrouver une dimension harmonieuse de sa personnalité.

VAINCRE LES ENNEMIS DU SOMMEIL

Le stress

Les techniques de relaxation, les suppléments alimentaires ou les plantes thérapeutiques énumérés plus haut ont tous leur place pour traiter l'insomnie. Cependant, ils ne constitueront que des palliatifs tant et aussi longtemps que le dormeur ne s'attaquera pas à son principal ennemi, le stress.

Le stress, comme toute émotion ou préoccupation, a des répercussions sur l'organisme où il s'inscrit sous forme de tensions. Ces contractions, ajoutées les unes aux autres, ont pour conséquence d'installer un état persistant de tension physique qui, en plus de l'état de fatigue qui l'accompagne, peut affecter de façon plus marquée tel organe ou telle fonction. Cela se manifeste par des dysfonctionnements de toutes sortes, qui vont du simple mal de vivre à des troubles beaucoup plus graves. Il est donc primordial de s'attaquer à ces tensions.

Nous savons que sous l'effet de la relaxation, les régions du corps se décontractent les unes après les autres et que la respiration se régularise et se calme, descendant au niveau abdominal, alors que sous l'effet du stress, elle était rapide et superficielle. C'est alors tout le domaine mental et émotionnel qui adopte le mouvement physique, le rythme des pensées s'apaise, et des sensations de calme et de bien-être s'installent, grâce aux ondes alpha qui sont à l'origine de ces sensations apaisantes dans le cerveau. Mais nous est-il possible de conserver cet état de bien-être dans la vie de tous les jours ?

Réduire le stress au quotidien

> Nous avons pris l'habitude de considérer le stress comme une maladie, alors qu'il s'agit d'une saine réaction de l'organisme qui cherche à s'adapter à ce qui lui arrive.

Le travail est l'un des facteurs de stress les plus préoccupants en ce début de XXIe siècle. La pression à laquelle les chefs d'entreprise soumettent leurs employés est de plus en plus forte, la demande de rendement ne cesse de croître, les heures de travail sont longues et harassantes. Si on y ajoute les obligations de la vie familiale et le rôle de parent, on atteint rapidement un niveau élevé de stress qu'il nous semble impossible de réduire.

Nous avons pris l'habitude de considérer le stress comme une maladie, alors qu'il s'agit d'une saine réaction de l'organisme qui cherche à s'adapter à ce qui lui arrive. Dès que nous sommes dans un environnement difficile, le stress libère dans l'organisme des substances chimiques, tandis que le psychisme dégage son lot d'émotions. Le stress est donc une réaction normale et utile. Dans bien des situations, il se révèle positif. Le stress nous permet de maintenir le contrôle. Toutefois, il devient négatif lorsque nous avons la sensation d'être débordés. Et si c'est bel et bien ce qui se produit quotidiennement, que les sources de stress deviennent omniprésentes, qu'il s'agisse du culte de la performance ou de relations conflictuelles, vous avez besoin de vous relaxer.

Vous pouvez lutter physiquement en adoptant des techniques de relaxation : détendre vos muscles, respirer lentement. Pour le combattre psychologiquement, il est nécessaire d'éviter de développer des raisonnements anxieux ou catastrophiques. Ce qui importe, ce n'est pas l'incident ou la situation comme telle, mais l'idée que nous nous en faisons, son interprétation. Il faut savoir prendre du recul et relativiser ce qui nous arrive. D'un point de vue comportemental, le stress provoque le combat ou la fuite. Or il est possible de réagir autrement; par exemple, nous pouvons exprimer notre colère ou notre angoisse en parlant calmement.

Si vous avez l'impression d'être continuellement sur un tapis roulant, voici quelques moyens qui vous aideront à modifier votre comportement :

Déterminez quelles sont vos sources de stress et éliminez celles qui vous font du tort

Rappelez-vous que vous êtes maître de votre vie et que vous pouvez toujours écarter ce qui vous empêche d'être bien. Si c'est votre vie professionnelle qui met vos nerfs à rude épreuve, essayez de voir ce que vous pouvez modifier dans votre milieu de travail pour vous faciliter la vie. Faites de même dans votre vie familiale. Exprimez-vous et ne craignez pas de changer ce qui peut l'être.

Apprenez à dire «non»

On vous en demande trop ? Votre patron a tendance à empiler des dossiers sur votre bureau à 17 h parce qu'il vous juge super efficace lorsque vous les apportez à la maison ? Votre fils compte sur vous le soir pour que vous fassiez les allers-retours en voiture à son centre d'entraînement ? Ne laissez pas les besoins des autres empoisonner votre existence. Proposez des solutions qui ne vous engagent pas à en faire trop !

Demandez et acceptez de l'aide

Si vous ne parvenez pas à *tout* faire vous-même, c'est parce que vous n'avez pas besoin de *tout* faire vous-même. Demandez la collaboration de vos collègues, de vos enfants, de votre conjoint. Vous serez surpris de découvrir que vous pouvez compter sur eux et sur la plupart des gens qui vous entourent.

N'en faites pas trop

> Ne dites plus que vous n'avez pas suffisamment de temps, réservez-vous au moins une heure dans la journée pour faire ce que vous aimez.

Examinez le nombre d'activités auxquelles vous participez. Celles-ci vous accordent-elles un temps de repos suffisant? Prenez-vous le temps de vous occuper de vous? Ne dites plus que vous n'avez pas suffisamment de temps, réservez-vous au moins une heure dans la journée pour faire ce que vous aimez.

Accordez-vous le temps d'être seul

Ne laissez pas les autres envahir tout votre espace. Éteignez la radio ou la télé et prenez un moment de solitude pour vous retirer en vous-même.

Mangez sainement

Vous avez tendance à acheter des plats prêts-à-manger bourrés d'additifs et de gras sous prétexte que vous n'avez pas le temps de cuisiner? Pourtant, peler des légumes, composer une assiette de crudités ou se préparer une salade n'exige que peu de temps. L'alimentation, en plus de jouer un rôle clé dans notre bien-être, influence notre sommeil. Prenez le temps de planifier vos repas et de faire la cuisine, c'est un délassement qui permet d'évacuer le stress très utilement.

Faites de l'exercice

Vous prenez la voiture pour vous rendre au magasin situé à trois coins de rue? Marchez. Vous n'avez pas besoin de vous abonner au gym pour vous maintenir en forme. Une foule d'occasions se présentent quotidiennement pour vous permettre de bouger et de vous activer : monter l'escalier au lieu de prendre l'ascenseur, marcher ou prendre le vélo jusqu'au métro, jardiner ou tout simplement marcher d'un bon pas.

Pratiquez la relaxation

La relaxation est à la portée de tous, il suffit d'apprendre à se détendre. Consultez la rubrique à la page 85 et détendez-vous.

Libérez-vous quotidiennement de vos frustrations

Vous avez tendance à ruminer vos malheurs et à tout garder à l'intérieur ? Il n'est pas bon de contenir ses rancunes et de les entretenir. Faites le ménage dans le fouillis de vos vexations, exprimez-vous sincèrement. Il n'y a que la première fois qui coûte. Au début, il est possible que les mots sortent un peu n'importe comment, mais vous ne tarderez pas à découvrir une amélioration au fil des jours et vous parlerez de plus en plus spontanément de ce qui vous préoccupe et avec de plus en plus de calme et de facilité.

Cultivez votre sens de l'humour !

> Le rire est un formidable moyen d'évacuer les tensions.

Vous pensez que vous n'avez pas le sens de l'humour ? Regardez autour de vous, observez les gens avec un peu de recul et ne manquez pas de vous observer vous-même. Le rire est un formidable moyen d'évacuer les tensions. Plusieurs personnes affirment même que le rire les aurait guéries de graves maladies.

Vaincre la peur de s'endormir

D'autres motifs que le stress peuvent nuire à l'endormissement. Après plusieurs nuits consécutives de sommeil régulièrement interrompues, il advient fréquemment que l'angoisse de l'insomnie devienne *le* problème de l'insomniaque. Il ne peut plus dormir par crainte de ne pas dormir. Si c'est votre cas, le cercle vicieux se referme sur vous, entraînant progressivement un état de fatigue, de la mauvaise humeur et de la somnolence diurne, phénomènes qui vont s'accroître chaque jour et vous plonger dans un état d'épuisement que vous aurez du mal à surmonter.

Faire de l'exercice

Vous êtes pourtant le seul à pouvoir réagir et le seul à pouvoir agir efficacement. La plupart du temps, les problèmes d'insomnie sont dus à une sous-activité physique. Les personnes qui font un travail intellectuel le savent, elles souffrent souvent de cette absence d'équilibre entre le corps et l'esprit : elles ne dépensent pas suffisamment d'énergie. La solution est donc toute trouvée, il s'agit d'augmenter vos activités physiques par la pratique d'un sport ou d'une activité sollicitant des efforts physiques. Si les bienfaits ne sont pas toujours immédiats, ils tardent rarement à se faire attendre plus d'une semaine. En entreprenant un entraînement en douceur et progressif mais régulier et constant, vous allez peu à peu retrouver le goût de dormir et le plaisir de vous réveiller reposé.

Vous mettrez toutes les chances de votre côté en ne poursuivant pas vos activités physiques après 19 h et en prenant ensuite un souper léger sans alcool. Un bain relaxant et une infusion de camomille ou de verveine devraient achever de vous rassurer et vous promettre un sommeil bien mérité.

Se coucher et se lever à heures fixes

> L'heure du réveil est la plus importante car c'est elle qui régularise les rythmes biologiques.

Il arrive fréquemment que l'insomnie soit causée par des mauvaises habitudes. Par exemple, une activité qui se prolonge dans la soirée peut nous conduire à nous coucher tard durant une période de quelques jours ou quelques semaines et causer un dérèglement de l'horloge biologique, entraînant des problèmes d'insomnie. Dans ces conditions, le sommeil est plus superficiel, donc moins réparateur.

On peut provoquer une privation partielle du sommeil et obtenir un sommeil plus profond, plus régulier et mieux en accord avec les rythmes biologiques du corps. Pour y parvenir, il faut resynchroniser les cycles de sommeil et d'éveil en prenant de nouvelles habitudes, celles de se coucher et de se lever à heures fixes. Et déterminer des heures de sommeil qui vont de pair avec les activités. L'heure du réveil est la plus importante car c'est elle qui régularise les rythmes biologiques.

Méthode pour resynchroniser les cycles du sommeil

(en fixant l'heure du lever à 7 h)

1. Choisissez de vous mettre au lit en calculant une durée de sommeil légèrement plus courte que ce dont vous croyez avoir besoin. Par exemple, si vous choisissez 1 h du matin, cela vous donnera six heures de sommeil. Si vous avez l'habitude de dormir plus longtemps, vous trouverez sans doute votre nuit trop courte, mais rappelez-vous que votre sommeil sera plus profond.
2. Si vous avez bien dormi, le soir suivant couchez-vous 15 minutes plus tôt, soit à 00 h 45, et conservez cet horaire pendant une semaine.
3. Ensuite, couchez-vous à 00 h 30 et continuez ainsi jusqu'à ce que vous ayez atteint le nombre d'heures qui vous convient. Ce nombre «idéal» sera atteint lorsque vous vous sentirez en forme au réveil; ce sera le signe que vous avez dormi suffisamment.

Naturellement, si la qualité de votre sommeil n'est pas satisfaisante, retardez l'heure du coucher de 15 minutes et maintenez-là. Ne restez jamais au lit si le sommeil ne vient pas.

À la recherche du sommeil idéal

Combien d'heures devrions-nous dormir?

De la même façon que le sommeil varie selon l'âge du dormeur, il n'aura pas la même durée pour chacun. Certains individus sont de petits dormeurs (moins de sept heures) tandis que d'autres ont besoin de près de dix heures pour se sentir frais et dispos au réveil. Nous serions 50 % à dormir environ huit heures. Mais pourrions-nous dormir moins longtemps sans endommager notre santé ?

À cette question, les spécialistes répondent que nous pourrions réduire la durée quotidienne de notre sommeil à six heures environ. Toutefois, c'est à la condition d'aller au lit dès que les premiers signes d'endormissement se manifestent. Il faut aussi calculer la durée exacte de chacun des quatre cycles du sommeil de manière à se réveiller à la fin de l'un d'eux. Il faut toujours se souvenir que c'est la quantité de sommeil profond qui constitue le besoin essentiel.

Pour trouver la durée de sommeil qui vous est nécessaire, il suffit, lorsque vous vous réveillez reposé, de compter vos heures de sommeil. C'est ainsi que vous saurez si vous êtes un gros ou un petit dormeur. Une fois cette durée idéale déterminée, vous pourrez essayer de modifier progressivement votre heure de coucher en conservant votre heure de réveil. Par exemple, si vous vous réveillez à 6 h frais et dispos alors que vous vous êtes couché à 22 h, essayez de gagner une dizaine de minutes chaque jour pour atteindre 23 h.

Dormir dans le calme

> **Des chercheurs ont constaté qu'une absence totale de bruit n'était pas nécessairement favorable à un sommeil réparateur.**

Bien que l'on s'accorde pour préférer dormir loin du bruit, des chercheurs ont constaté qu'une absence totale de bruit n'était pas nécessairement favorable à un sommeil réparateur. Des personnes que l'on avait placées dans un isolement complet d'où le bruit était absent ont éprouvé des difficultés à s'endormir, perturbées par ce silence générateur d'angoisse. Naturellement, dans notre cadre de vie, c'est généralement l'excès de bruit qui nous empêche de dormir. Le bruit nocturne modifie en effet la tension artérielle et bon nombre de fonctions biologiques de l'organisme.

Des conditions pour bien dormir

On parle d'une mauvaise hygiène du sommeil lorsque les activités de la journée ou qui précèdent le coucher ne sont pas favorables à un sommeil de qualité. Une bonne hygiène du sommeil contribue à éloigner l'insomnie.

La chambre idéale

Aménagez votre environnement en fonction de votre nuit de sommeil. Dormez dans la pièce la plus calme de votre appartement. Les couleurs de la chambre devraient être apaisantes. L'éclairage sera discret et indirect, et la température pas trop élevée (18° C à 20° C au maximum). Si vous avez un chauffage central, laissez la fenêtre ouverte et humidifiez l'atmosphère de votre chambre en posant un plat d'eau sur le radiateur. Le degré d'humidité de l'air ne devrait pas être négligé. Si la moiteur des nuits est souvent gênante, c'est bien plus la sécheresse excessive des chambres à coucher qui pose problème, notamment à cause d'un chauffage trop important. Si vous habitez dans un environnement clair ou bruyant, installez des stores et des rideaux épais qui procureront obscurité et tranquillité.

Les rituels du coucher

Nous avons tous nos habitudes avant d'aller au lit : prendre un bain, lire quelques pages, écouter de la musique. La télévision est parfois omniprésente, même dans la chambre à coucher, et le poste reste allumé jusqu'à l'heure du coucher, imprégnant l'environnement de son murmure incessant; or, les rituels imprégnés de calme favorisent l'endormissement, surtout chez les enfants. Ceux-ci suivent souvent des rituels très précis, demandant une histoire, un nounours, une poupée, une couverture ou un verre d'eau, préférant la porte ouverte ou fermée, la lumière allumée ou éteinte... Il faut respecter ces désirs qui favorisent un sommeil calme et reposant. Imitez les enfants en vous ménageant des rituels propices à l'endormissement.

Le confort du lit

> La liberté de mouvements est essentielle; on choisira des vêtements de nuit amples ou, mieux, on dormira nu.

Cet aspect n'est pas négligeable, nous avons tous eu l'occasion de passer de mauvaises nuits loin de notre lit ou de nous réveiller fourbus après avoir dormi dans un lit inconfortable. Les sommiers et les matelas qui permettent d'amortir les mouvements et de compenser les creux sont indispensables, surtout lorsque l'on dort à deux. Les matelas mous sont à éviter, qui peuvent causer des douleurs au dos et à la colonne vertébrale. Il n'est pas nécessaire de dormir avec un oreiller, mais si on le préfère, il faut veiller à ce qu'il ne cause aucune torsion du cou. La liberté de mouvements est essentielle; on choisira des vêtements de nuit amples ou, mieux, on dormira nu. On prétend que l'on dort mieux la tête au nord. Cela n'est pas prouvé, mais rien ne vous empêche d'essayer.

Des initiatives pour bien dormir

Journal du dormeur

> N'oubliez pas que le sommeil fuit d'autant plus qu'on s'obstine à le chercher et qu'il vaut mieux se lever lorsque des pensées nous préoccupent ou nous obsèdent.

Lorsque l'insomnie atteint un niveau critique ou que le dormeur juge critique, on lui conseille de conserver un journal de ses nuits en y inscrivant ses heures d'insomnie et les problèmes qu'elle suscite, ce qui pourra l'aider à mieux connaître son sommeil et à mieux le gérer.

1. Dans un carnet, notez régulièrement l'heure du coucher et celle du lever, les réveils nocturnes, la durée du sommeil, ainsi que les périodes de somnolence survenant dans la journée.
2. Observez quelle est la durée de sommeil qui vous permet d'être en forme le lendemain. Si vous obtenez plus de neuf heures, vous êtes un grand dormeur. Si vous dormez moins de sept heures, vous êtes un petit dormeur, inutile de prendre des somnifères, cela risque de désorganiser un sommeil qui chez vous est naturellement court.
3. Recherchez les causes possibles de vos insomnies dans la journée, dans le cadre de vos activités. Examinez

votre alimentation. Buvez-vous plus de trois tasses de café par jour ? Prenez-vous plus de trois verres de vin avec votre repas du soir ? Si vous avez des épisodes de somnolence dans la journée, surviennent-ils à des heures régulières ?

4. Lorsque vous vous réveillez la nuit, que faites-vous ? Vous tournez-vous continuellement dans votre lit en espérant trouver le sommeil ? Vous levez-vous en cherchant un moyen de vous mettre dans un état de détente ?

N'oubliez pas que le sommeil fuit d'autant plus qu'on s'obstine à le chercher et qu'il vaut mieux se lever lorsque des pensées nous préoccupent ou nous obsèdent. Reportez-vous à la rubrique «Réduire le stress au quotidien», page 91.

Les étapes précédant le sommeil

→ *Faites de l'exercice au cours de la journée et non en soirée*

La pratique d'un exercice physique régulier, par exemple 20 minutes de marche en après-midi, augmente la durée du sommeil profond.

→ *Soignez votre alimentation*

Durant la journée, évitez les stimulants, préférez-leur les infusions. Prenez un repas du soir léger et digeste.

→ *Évitez le travail intellectuel avant d'aller au lit*

Si vous transportez à la maison vos préoccupations professionnelles, essayez de vous en détacher. Dresser une liste des choses à faire le lendemain est souvent un bon moyen de calmer ses appréhensions et de se préparer efficacement à affronter une journée de travail chargée.

→ *Une heure avant d'aller au lit*

Préparez-vous un environnement favorable au sommeil et accordez-vous au moins une heure de décompression et de détente. Aérez la chambre et gardez-la fraîche. Prenez un bain et relaxez-vous. Éteignez la télévision, choisissez une lecture apaisante, évitez les suspenses. Renoncez aux jeux vidéo, aux courriels, aux comptes, aux disputes, aux scènes de ménage…

→ *Établissez un rituel du sommeil*

Enchaînez les activités précédant le sommeil dans le même ordre de manière à créer un rituel.

→ *N'allez vous coucher que si vous êtes fatigué*

> Le lit devrait être strictement réservé au sommeil et aux activités sexuelles. Regarder la télévision, manger, lire ou travailler sont des activités à exclure de la chambre à coucher.

Limitez le temps passé au lit. Raccourcir le temps au lit augmente la nécessité du sommeil et le renforce. À l'inverse, y passer de longs moments sans dormir fragmente et allège le sommeil. Le lit devrait être strictement réservé au sommeil et aux activités sexuelles. Regarder la télévision, manger, lire ou travailler sont des activités à exclure de la chambre à coucher.

→ *Une fois au lit, évitez de ressasser vos préoccupations*

> C'est quand on renonce à contrôler le sommeil qu'on peut y accéder.

Une fois au lit, si le sommeil tarde à venir, détendez-vous dans votre lit au lieu de vous énerver. Respirez profondément, décontractez vos muscles l'un après l'autre, pratiquez la technique de relaxation (voir page 87), pensez à de bons moments ou à des paysages agréables. Si vous êtes incapable de vous endormir ou de vous rendormir au bout de dix minutes, levez-vous et allez dans une autre pièce. Faites cela aussi souvent qu'il vous est nécessaire. Gardez votre calme. Faites une activité apaisante, lisez, préparez-vous une infusion et buvez-la lentement. Le besoin de sommeil se manifestera lors du prochain cycle de sommeil (toutes les 90 minutes environ). N'essayez pas de vous forcer à dormir. Rappelez-vous que le sommeil est un laisser-aller, il ne requiert aucun effort. C'est quand on renonce à contrôler le sommeil qu'on peut y accéder.

Adoptez un horaire régulier de sommeil

Évitez de vous coucher et de vous lever à des heures variées. Respectez surtout l'heure du lever, car c'est elle qui synchronise le rythme veille-sommeil.

Faites une sieste au besoin

Si vous n'avez pas suffisamment dormi, faites une courte sieste d'une dizaine de minutes. Elle permet de couper la journée en deux, de demeurer en forme et de rester vigilant.

Conclusion

ET SI L'INSOMNIE ÉTAIT LA SOLUTION NATURELLE ?

Au cours du siècle dernier, un peu partout dans le monde, des professionnels de la santé se sont mis à étudier le phénomène du sommeil et à se pencher sur ses particularités. Par exemple, en 2002, des chercheurs français ont observé des sujets endormis et réussi à mettre en évidence la responsabilité de l'hippocampe dans le processus de mémorisation durant le sommeil profond. L'analyse des résultats de leur étude leur a montré que l'activité de l'hippocampe est amplifiée durant le sommeil lent, ce qui les incite à conclure que ce stade favorise la consolidation des apprentissages. Ces expériences, en plus de révéler que le cerveau traite une multitude d'informations durant la nuit, les organise et les fixe de manière à les mettre à notre disposition au matin, attirent l'attention sur le rôle fondamental que joue le sommeil dans les performances de la mémoire.

De tels travaux s'inscrivent dans le long cheminement qui mène à une meilleure connaissance du sommeil. Sachant que l'activité cérébrale nocturne consolide les connaissances, il devient possible de croire que les troubles du sommeil sont responsables de déficits de la mémoire. En conséquence, il est permis d'espérer que d'autres études pourront ouvrir la voie à de nouvelles explorations dans la recherche sur les maladies qui y sont associées.

En France, des spécialistes du sommeil et des professionnels des techniques de relaxation ont institué des stages pour réapprendre à bien dormir. Amorcée en 1991, cette expérience se poursuit avec l'intention de dédramatiser l'insomnie et de fournir un apprentissage à ceux qui le désirent.

Plus près de nous, en plus du tandem Fichten-Libman mentionné au chapitre précédent, des médecins québécois ont formé des équipes de recherche dans le but de trouver des moyens naturels de soulager les insomniaques. Ces groupes travaillent à rechercher les causes qui empêchent les gens de profiter d'un sommeil réparateur. Or, il semble bien que leurs observations conduisent toutes à un même constat : les personnes qui éprouvent le plus de difficulté à dormir sont celles qui entretiennent des idées négatives à l'endroit du sommeil. Plusieurs sont convaincues qu'il leur faudrait dormir davantage alors qu'elles n'ont peut-être pas besoin de ces heures dont elles se croient privées. N'est-ce pas plutôt l'idée qu'elles se font de leur condition d'insomniaque qui entretient leur angoisse ? Et si elles cessaient de se retourner dans leur lit en nourrissant des idées noires et en ressassant des pensées obsessives sur leur incapacité à trouver le sommeil pour enfin s'abandonner à leur insomnie ?

Depuis que le monde est monde, depuis la nuit des temps pourrait-on dire, les hommes et les femmes ont profité de cette période pendant laquelle d'autres sont occupés à dormir pour élaborer leurs chefs-d'œuvre. Pour plusieurs artistes, la nuit est propice à la création, pour plusieurs inventeurs et chercheurs, elle est le prélude à leurs découvertes, pour les hommes d'affaires, elle est l'occasion d'élaborer des projets. Il faut le reconnaître, l'insomnie peut donner naissance à des réalisations qui n'auraient peut-être pas vu le jour autrement.

Dans ce livre, nous avons vu qu'il nous fallait changer notre attitude à l'égard du sommeil dans notre recherche pour le trouver. De la même façon, nous tirerons sans doute plusieurs avantages en modifiant notre façon de considérer l'insomnie et en lui accordant la place qu'elle mérite dans nos nuits.

Index

Table des matières

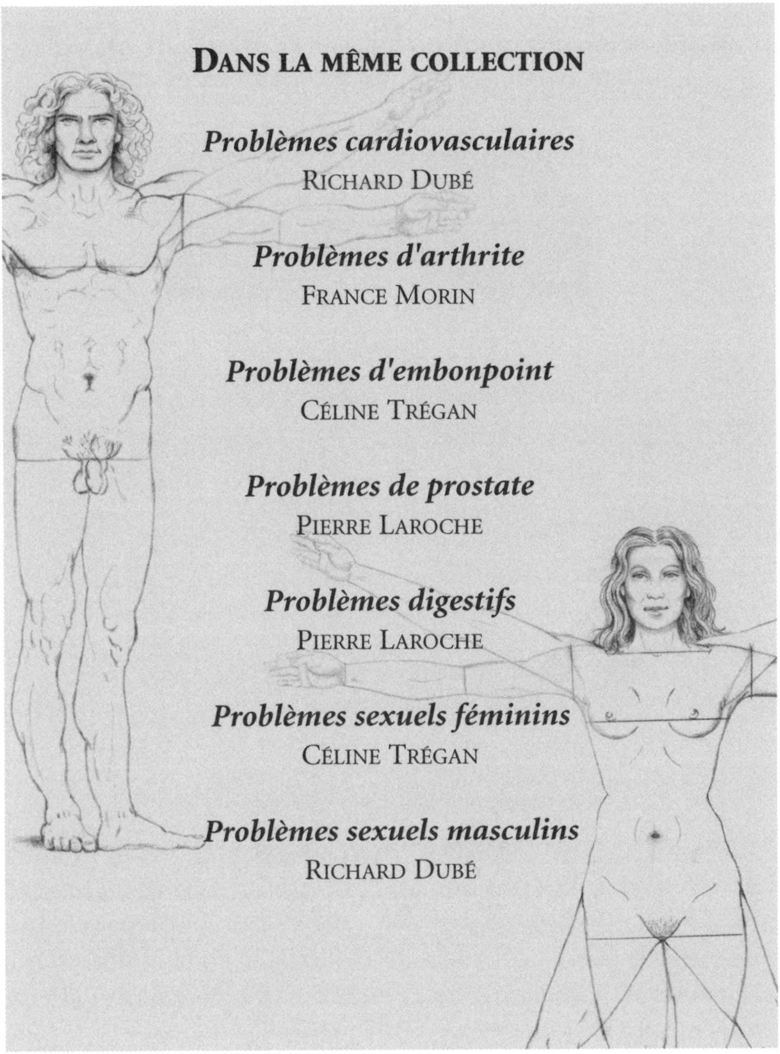

Dans la même collection

Problèmes cardiovasculaires
Richard Dubé

Problèmes d'arthrite
France Morin

Problèmes d'embonpoint
Céline Trégan

Problèmes de prostate
Pierre Laroche

Problèmes digestifs
Pierre Laroche

Problèmes sexuels féminins
Céline Trégan

Problèmes sexuels masculins
Richard Dubé

Voir la description de chaque livre ➩

DISPONIBLE EN LIBRAIRIE
OU PAR COMMANDE TÉLÉPHONIQUE

sans frais **1 866 332-2303**
carte de crédit seulement

Des solutions naturelles ont permis à des milliers de personnes souffrant d'arthrite de soulager leurs douleurs.

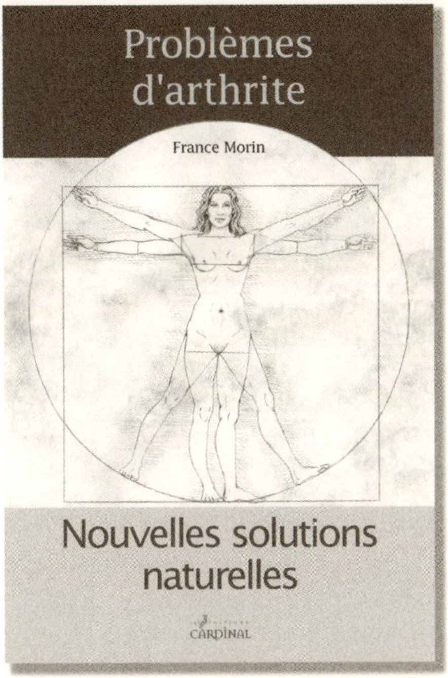

Si vous avez atteint la cinquantaine et que vous n'avez jamais souffert de douleurs articulaires, il y a peu de chances que vous soyez épargné par l'arthrose, la plus répandue des maladies arthritiques. On compte environ une centaine de ces maladies dont les formes les plus courantes, celles auxquelles nous nous intéressons dans ce livre, sont la polyarthrite rhumatoïde et l'arthrose. Or, la médecine les considère toujours comme incurables et n'a que peu de solutions à offrir aux personnes qui en souffrent.

Il existe pourtant plusieurs traitements naturels capables d'en soulager les douleurs et, dans certains cas, de les faire disparaître complètement. Parmi celles-ci, ce livre vous propose deux approches expérimentées par des médecins américains, qui ont donné des résultats surprenants. Il vous présente en outre un éventail de moyens vraiment naturels, plantes, suppléments alimentaires et méthode antistress, qui ont apporté à des arthritiques la détente et le soulagement auxquels ils aspiraient.

La santé de la prostate est cruciale à l'âge mûr.

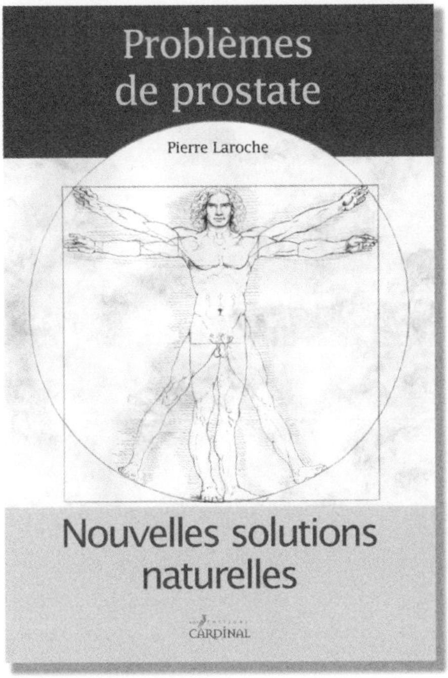

L'hypertrophie bénigne de la prostate, ou HBP, affecte plus de la moitié des Canadiens dans la soixantaine. Le cancer de la prostate, le plus répandu chez les hommes après le cancer de la peau, inquiète lui aussi. Et la prostate, cette petite glande relativement méconnue, peut faire l'objet d'infections ou d'inflammation (prostatite).

La médecine classique offre surtout des médicaments et des traitements chirurgicaux en réponse à ces problèmes, mais il existe aussi de nombreux moyens naturels pour les prévenir et les traiter. Certaines plantes, comme les baies du chou palmiste nain, l'ortie et le prunier d'Afrique, peuvent soulager des symptômes de l'HBP.

Ce livre répond à plusieurs questions que bien des hommes se posent, tout particulièrement à propos du contrôle urinaire et de l'impuissance associés aux problèmes de prostate. Il propose en outre une gamme de solutions naturelles, qui constituent autant de choix différents des traitements conventionnels ou qui améliorent l'efficacité de ces derniers.

Ce que nous mangeons est la première cause de nos problèmes digestifs.

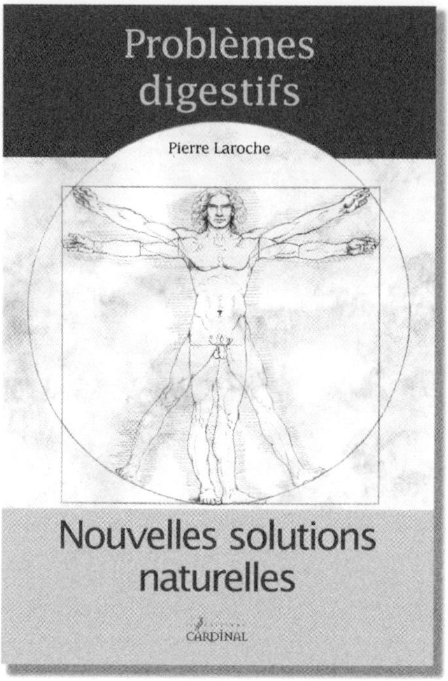

Indigestion, gaz, constipation, diarrhée, peu d'entre nous échappent à ces malaises digestifs au cours de leur vie. Parfois même, ces problèmes deviennent chroniques. Une meilleure connaissance et une surveillance accrue de notre alimentation est au cœur des moyens pour les prévenir et les éliminer, mais la maîtrise du stress joue aussi un rôle non négligeable. Il existe par ailleurs une vaste gamme de moyens tout à fait naturels pour soulager les symptômes qui en découlent et se soigner.

Ce livre présente un inventaire des problèmes digestifs les plus courants et des solutions naturelles les plus appropriées pour soulager et prévenir chacun d'eux. Ce tour d'horizon vous aidera grandement à savoir ce que vous pouvez faire pour atténuer vos malaises digestifs ou améliorer les effets de vos traitements médicaux.

Bien vivre sa sexualité, c'est apprendre à se connaître soi-même.

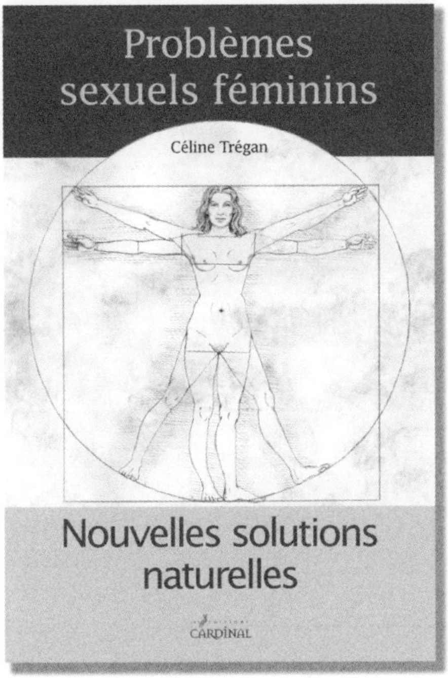

Baisse du désir, libido à zéro, problèmes hormonaux, les troubles sexuels féminins sont non seulement nombreux, mais ils sont souvent difficiles à cerner, à expliquer, à nommer ou à confier au partenaire ou au médecin. De plus, ils se greffent parfois à des problèmes psychologiques ou relationnels qui peuvent sembler difficiles à résoudre sans aide. Si vous faites partie de ces femmes qui refusent d'apprendre à vivre avec la douleur ou avec le renoncement, ce livre est pour vous. En approfondissant chacun des problèmes et des maladies qui risquent d'affecter votre équilibre sexuel, il vous invite à vous réapproprier vos droits au désir et au plaisir.

Ce guide présente une approche respectueuse de la personne et propose les précieuses ressources d'une pharmacie vraiment naturelle, composée de plantes, d'herbes et d'aliments aux vertus curatives éprouvées. Et chose plus importante encore, il vous fournit des méthodes relaxantes et des moyens d'aviver votre plaisir – ainsi que celui de votre partenaire – à faire l'amour.

Plusieurs problèmes sexuels masculins peuvent être résolus de façon simple et naturelle.

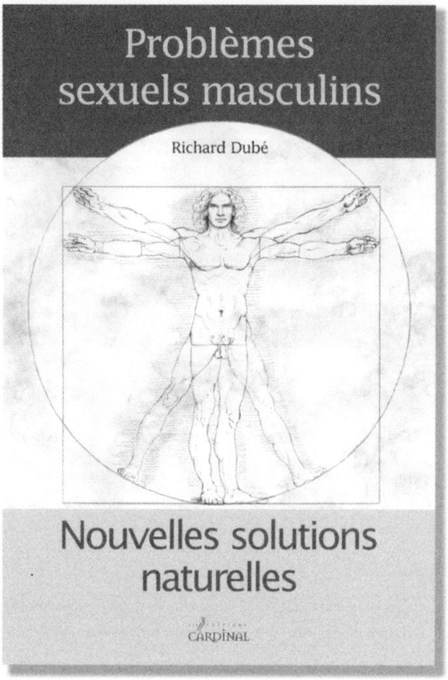

Saviez-vous que des épisodes de dysfonction érectile frappent 15 % des hommes au cours de leur vie ? Saviez-vous que la panne sexuelle et l'éjaculation prématurée sont le lot de 40 % à 70 % d'entre eux ? C'est sans compter les autres problèmes ou malaises avec lesquels les hommes peuvent être aux prises : maladies de la verge, de la bourse ou des testicules, par exemple. S'il advenait que vous soyez touché par l'une de ces situations éprouvantes, sauriez-vous vers qui ou vers quoi vous tourner ? Quelles sont les solutions que la médecine propose ? Quelles en sont les conséquences et peut-on compter sur leur efficacité ?

Si vous ignorez qu'il existe des solutions qui permettent d'éviter le recours aux médicaments avec leur lot d'effets secondaires indésirables, ce livre est pour vous. Il propose une variété de méthodes vraiment naturelles et fiables pour traiter ces problèmes et les souffrances qui les accompagnent. Il donne des trucs et des conseils pratiques pour vous aider à faire les bons choix afin de profiter d'une vie sexuelle active et pleinement satisfaisante.